高职高专护理专业实训教材

妇产科护理实训

主　编　常　青
副主编　盛夕曼　储丽琴
编　者　（以姓氏笔画为序）
　　　　王　侠　（皖西卫生职业学院）
　　　　刘静璞　（宣城职业技术学院）
　　　　盛夕曼　（安徽医学高等专科学校）
　　　　常　青　（皖西卫生职业学院）
　　　　储丽琴　（铜陵职业技术学院）
　　　　路红春　（安庆医药高等专科学校）

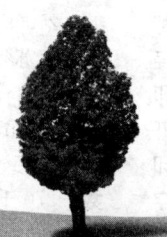

东南大学出版社
SOUTHEAST UNIVERSITY PRESS
·南京·

图书在版编目(CIP)数据

妇产科护理实训 / 常青主编. —南京：东南大学出版社，2014.8
高职高专护理专业实训教材 / 王润霞主编
ISBN 978-7-5641-4628-3

Ⅰ.①妇… Ⅱ.①常… Ⅲ.①妇产科学－护理学－高等职业教育－教材 Ⅳ.①R473.71

中国版本图书馆 CIP 数据核字(2013)第 262909 号

妇产科护理实训

出版发行	东南大学出版社
出 版 人	江建中
社　　址	南京市四牌楼 2 号
邮　　编	210096
经　　销	江苏省新华书店
印　　刷	丹阳兴华印刷厂
开　　本	787 mm×1 092 mm　1/16
印　　张	11.5
字　　数	270 千字
版　　次	2014 年 8 月第 1 版　2014 年 8 月第 1 次印刷
书　　号	ISBN 978-7-5641-4628-3
定　　价	26.00 元

* 本社图书若有印装质量问题，请直接与营销部联系，电话：025—83791830。

高职高专护理专业实训教材编审委员会
成员名单

主 任 委 员：陈命家
副主任委员：方成武　王润霞　佘建华　程双幸
　　　　　　张伟群　曹元应　韦加庆　张又良
　　　　　　王　平　甘心红　朱道林
编委会成员：（以姓氏笔画为序）
　　　　　　王家乐　齐永长　孙景洲　刘　文
　　　　　　李家林　闫　波　杜　江　汪洪杰
　　　　　　余江萍　陈素琴　胡捍卫　侯　晞
　　　　　　常　青　葛　虹　童晓云　潘正群
秘　书　组：周建庆　胡中正

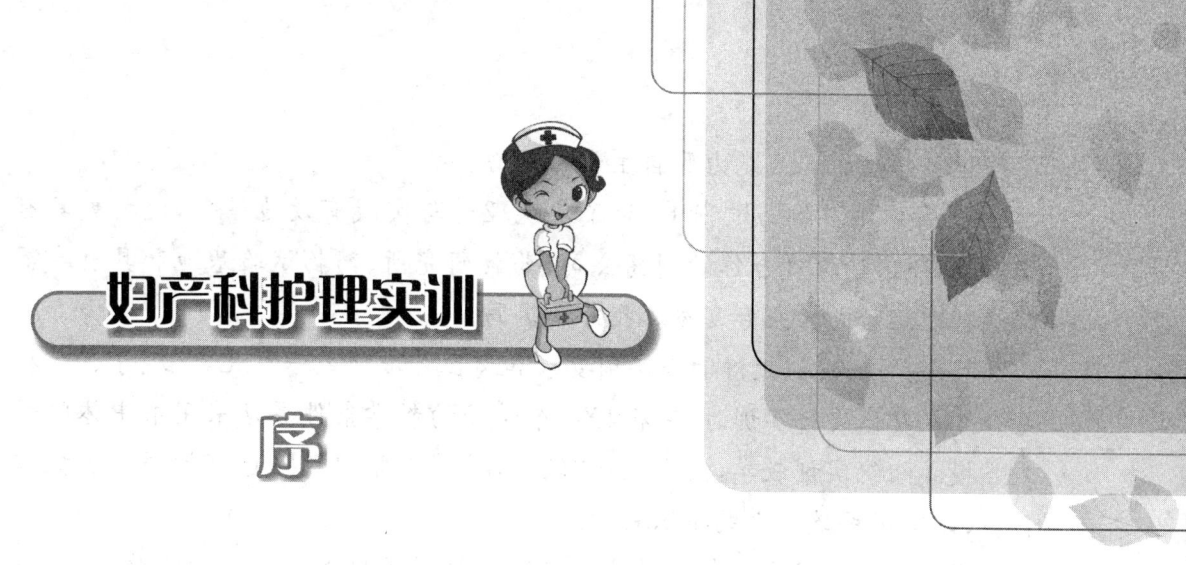

序

《教育部关于"十二五"职业教育教材建设的若干意见》(教职成〔2012〕9号)文中指出:"加强教材建设是提高职业教育人才培养质量的关键环节,职业教育教材是全面实施素质教育,按照德育为先、能力为重、全面发展、系统培养的要求,培养学生职业道德、职业技能、就业创业和继续学习能力的重要载体。加强教材建设是深化职业教育教学改革的有效途径,推进人才培养模式改革的重要条件,推动中高职协调发展的基础工程,对促进现代化职业教育体系建设、切实提高职业教育人才培养质量具有十分重要的作用。"按照教育部的指示精神,在安徽省教育厅的领导下,安徽省示范性高等职业技术院校合作委员会(A联盟)医药卫生类专业协作组组织全省10余所有关院校编写了《高职高专药学类实训系列教材》(共16本)和《高职高专护理类实训系列教材》(13本),旨在改革高职高专药学类专业和护理类专业人才培养模式,加强对学生实践能力和职业技能的培养,使学生毕业后能够很快地适应生产岗位和护理岗位的工作。

这两套实训教材的共同特点是:

1. 吸收了相关行业企业人员参加编写,体现行业发展要求,与职业标准和岗位要求对接,行业特点鲜明。

2. 根据生产企业典型产品的生产流程设计实验项目。每个项目的选取严格参照职业岗位标准,每个项目在实施过程中模拟职场化。护理专业实训分基础护理和专业护理,每项护理操作严格按照护理操作规程进行。

3. 每个项目以某一操作技术为核心,以基础技能和拓展技能为依托,整合教学内容,使内容编排有利于实施以项目导向为引领的实训教学改革,从而强化了学生的职业能力和自主学习能力。

4. 每本书在编写过程中,为了实现理论与实践有效地结合,使之更具有实践性,还邀请深度合作的制药公司、药物研究所、药物试验基地和具有丰富临床护理经验的行业专家参加指导和编写。

5. 这两套实训教材融合实训要求和岗位标准使之一体化,"教、学、做"相结合。在具体安排实训时,可根据各个学校的教学条件灵活采用书中体验式教学模式组织实训教学,使学生在"做中学",在"学中做";也可按照实训操作任务,以案例式教学模式组织教学。

成功组织出版这两套教材是我们通过编写教材促进高职教育改革、提高教学质量的一次尝试,也是安徽省高职教育分类管理和抱团发展的一项改革成果。我们相信通过这次教材的出版将会大大推动高职教育改革,提高实训质量,提高教师的实训水平。由于编写成套的实训教材是我们的首次尝试,一定存在许多不足之处,希望使用这两套实训教材的广大师生和读者给予批评指正,我们会根据读者的意见和行业发展的需要及时组织修订,不断提高教材质量。

在教材编写过程中,安徽省教育厅的领导给予了具体指导和帮助,A联盟成员各学校及其他兄弟院校、东南大学出版社都给予了大力支持,在此一并表示诚挚的谢意。

安徽省示范性高等职业技术院校合作委员会
医药卫生协作组

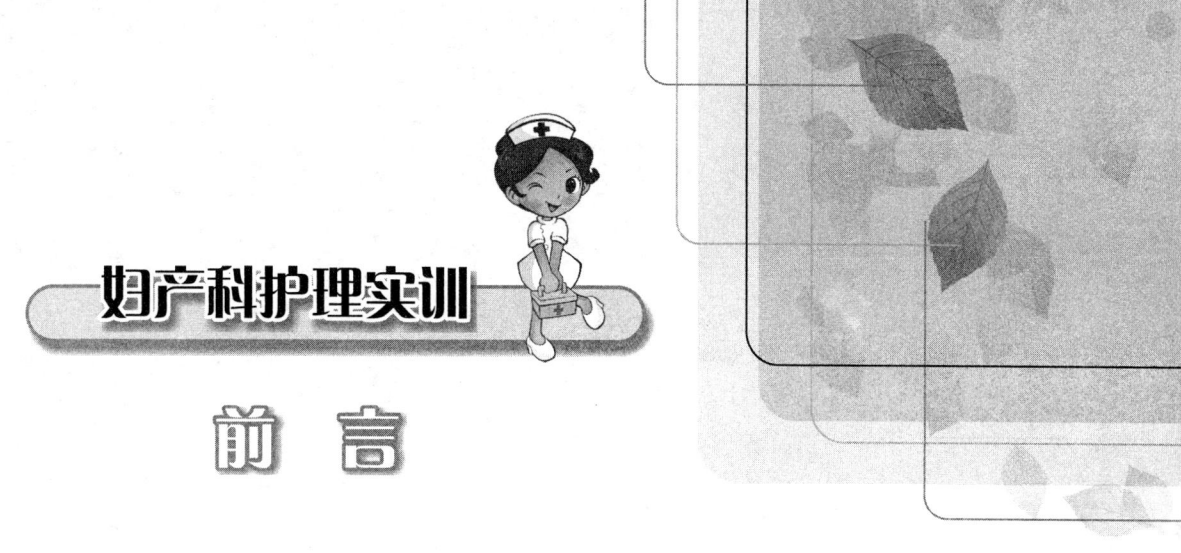

妇产科护理实训

前 言

  本教材全面贯彻以职业素质教育为基础,以就业为导向,以能力为本位,以服务为宗旨的职教指导思想。在体现教材思想性、科学性、先进性、启发性的基础上,突出体现教材的适用性、实用性和针对性,结合高职学生的特点,使本教材更加贴近当前学生现状、贴近当前社会需要、贴近职业岗位需求、贴近职业资格考试要求。

  教材在突出专业理论与技术教学的同时,亦注重学生人文素质的养成,于实训目的、实训内容等增加了人文关怀的内容,并列入护理质量考核评分标准,使教师在教学、学生在练习中自觉融入人文关怀的情境,培养学生良好的人文素质。本教材编写以技能指导为主线,以基本知识和基本技能训练为宗旨,达到真实体现妇产科特有技能实践的科学性和改善纯理论教学状况。编写重在突出三性:一是科学性,紧密结合妇产科护理学专业特点,按照护理专业学生培养目标,设计教材内容体系和编写体例;二是适用性,教材紧密结合临床实践来认识、分析、总结问题,以提高学生综合分析问题和解决问题的能力,是学生可用、师生可操作的专业指导用书;三是规范性,操作内容与考核标准符合专科特点及患者需求,引导师生在教与学的过程中遵守操作规程与标准,达到依据标准而解决问题。

  本教材以工学结合为导向,将理论知识与临床实践、专业学习与执业考试紧密结合,力求做到层次分明、详略适度、图文并茂、文字通俗易懂,以适应实用型人才培养的需要,对提高学生妇产科护理实践操作技巧及基本技能,减少工作误差,提高医疗服务质量,必将起到良好的指导作用。本教材共有29项实训操作,每项由实训目标、实训内容、习题、评分标准组成;其中实训内容包括操作目的、操作准备、操作流程、注意事项。客观性操作用图表与说明帮助理解。本书是安徽省高职高专医药院校工学结合"十二五"规划教材之一,适合高职高专护理、助产等专业使用。

  本教材内容和编排、图片难免有不妥之处,殷切希望使用本教材的师生和妇产科的同仁们提出,以便及时改正。

编　者
2014 年 5 月

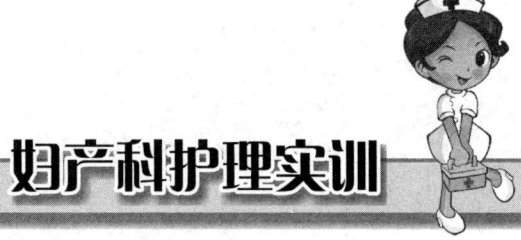

妇产科护理实训

目 录

实训一　　骨盆测量 …………………………………………… （1）
实训二　　孕妇腹部检查 ………………………………………… （6）
实训三　　妊娠图绘制 …………………………………………… （13）
实训四　　肛门检查、阴道检查 ………………………………… （17）
实训五　　外阴消毒铺巾 ………………………………………… （23）
实训六　　自然分娩助产 ………………………………………… （29）
实训七　　新生儿脐带处理 ……………………………………… （37）
实训八　　新生儿复苏 …………………………………………… （43）
实训九　　产褥期会阴擦洗 ……………………………………… （50）
实训十　　乳房护理 ……………………………………………… （55）
实训十一　新生儿沐浴 …………………………………………… （62）
实训十二　婴儿抚触 ……………………………………………… （67）
实训十三　会阴切开缝合术 ……………………………………… （73）
实训十四　胎头吸引术 …………………………………………… （78）
实训十五　产钳术 ………………………………………………… （84）
实训十六　臀位助产术 …………………………………………… （92）
实训十七　妇科检查 ……………………………………………… （98）
实训十八　白带检查 ……………………………………………… (103)
实训十九　宫颈黏液检查 ………………………………………… (108)
实训二十　宫颈刮片 ……………………………………………… (113)
实训二十一　宫颈活检 …………………………………………… (120)
实训二十二　阴道后穹隆穿刺术 ………………………………… (126)
实训二十三　诊断性刮宫术 ……………………………………… (132)
实训二十四　阴道灌洗 …………………………………………… (138)
实训二十五　阴道宫颈上药 ……………………………………… (143)
实训二十六　宫内节育器放置术 ………………………………… (148)
实训二十七　宫内节育器取出术 ………………………………… (154)
实训二十八　负压吸宫术 ………………………………………… (160)
实训二十九　中孕引产 …………………………………………… (168)

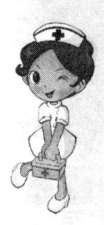

实训一 骨盆测量

实训目标

1. 掌握骨盆外测量的方法,了解骨盆内测量的方法。
2. 能对孕妇解释骨盆测量的临床意义。
3. 对孕妇充满关爱。

实训内容

一、操作目的

1. 通过骨盆外测量评估骨盆大小及形状,判断胎儿能否经阴道分娩。
2. 学生通过同学互相检查学会骨盆外测量检查方法,熟悉相关临床意义。

二、操作准备

1. 物品准备 检查床、骨盆测量器、产前检查记录单、笔,实训室内准备骨盆模型。
2. 人员准备(在实训室同学两人一小组相互测量)
(1) 操作者准备:衣帽着装整洁,剪短指甲、洗手,向孕妇介绍检查的重要性,取得孕妇配合。
(2) 被检查者准备:取仰卧位,暴露腹部。
3. 环境准备 病室安静、整洁,温、湿度适宜。

三、操作步骤

操作流程	图　解
1. 髂棘间径　孕妇仰卧位，双腿伸直，测量两髂前上棘外缘的距离，正常值为 23～26 cm（图 1-1）。	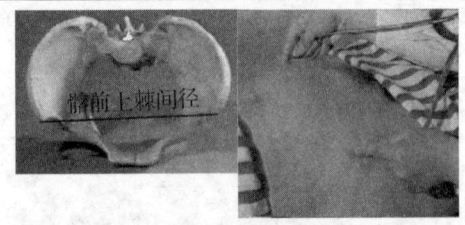 图 1-1　髂棘间径
2. 髂嵴间径　孕妇仰卧位，双腿伸直，测量两髂嵴外缘最宽的距离，正常值为 25～28 cm（图 1-2）。 注意：通过以上两径线可间接了解骨盆入口横径长度。	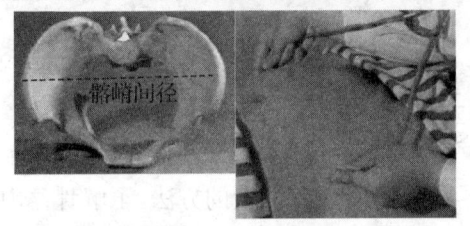 图 1-2　髂嵴间径
3. 骶耻外径　孕妇取左侧卧位，左腿屈曲，右腿伸直。测量耻骨联合上缘中点至第 5 腰椎棘突下的距离，正常值为 18～20 cm。第 5 腰椎棘突下相当于米氏菱形窝的上角，或髂嵴后连线与脊柱中线交点下 1.5 cm 处，是骨盆外测量中最重要的径线（图 1-3）。 注意：通过此径线能间接推测骨盆入口前后径的长度。	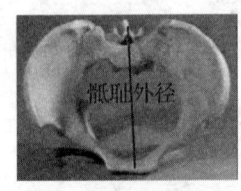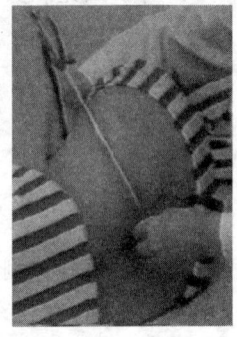 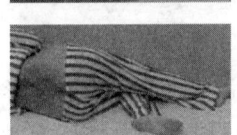 图 1-3　骶耻外径
4. 坐骨结节间径　孕妇取仰卧位，两腿弯曲，双手抱双膝。测量两坐骨结节内侧缘的距离，正常值为 8.5～9.5 cm。也可用检查者拳头测量，若其间能容纳成人拳头，则大于 8.5 cm 即属于正常。若此值<8 cm 时，应加测出口后矢状径（坐骨结节间径中点至骶骨尖端的长度），正常值为 9 cm。出口横径与出口后矢状径之和大于 15 cm，一般足月胎儿可以娩出（图 1-4）。 注意：此径线又称出口横径。	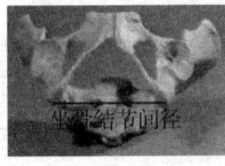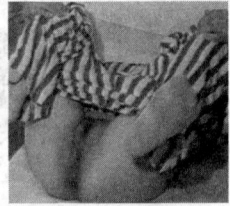 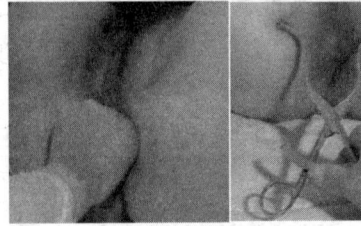 图 1-4　坐骨结节间径

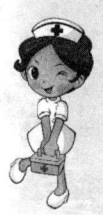

实训一 骨盆测量

操作流程	图　解
5. 耻骨弓角度　协助孕妇呈仰卧位，两腿弯曲，双手紧抱双膝。用左右两拇指尖斜着对拢，放置于耻骨联合下缘，左右两拇指平放于耻骨降支上面。测量两拇指间的角度并记录，正常值为90°。小于80°为不正常（图1-5）。 注意：此角度能反映骨盆出口横径长度。	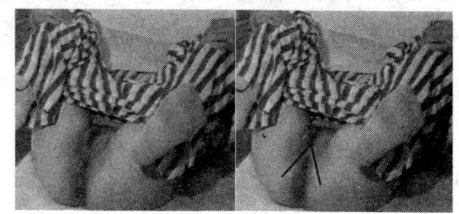 图1-5　耻骨弓角度

四、注意事项

1. 注意人文关怀，与孕妇沟通清楚并取得同意，解释操作目的，以取得合作。

2. 动作轻柔熟练，注意保暖和遮挡病人。检查完毕，协助孕妇整理衣裤，整理用物，放回原处。

3. 测量数据要详细准确记录，作出结论及处理意见。

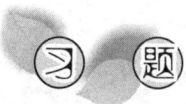

1. 测孕妇坐骨结节间径7.5 cm时，还应测量　　　　　　　　　　　　　　　　（　　）
   A. 出口前矢状径　　　　　　　　　　　　B. 出口后矢状径
   C. 对角径　　　　　　　　　　　　　　　D. 坐骨棘间径
   E. 耻骨弓角度

2. 低于正常值的骨盆测量数值是　　　　　　　　　　　　　　　　　　　　　（　　）
   A. 髂棘间径25 cm　　　　　　　　　　　　B. 髂嵴间径28 cm
   C. 骶耻外径19 cm　　　　　　　　　　　　D. 坐骨棘间径10 cm
   E. 坐骨结节间径7 cm

3. 关于骨盆出口，错误的是　　　　　　　　　　　　　　　　　　　　　　　（　　）
   A. 前三角的顶端为耻骨联合的下缘，两侧为耻骨降支
   B. 后三角的顶端为骶尾关节，两侧为骶棘韧带
   C. 坐骨结节间的距离为出口横径
   D. 耻骨联合下缘至骶骨尖端距离为出口前后径
   E. 骶骨尖端至坐骨结节间径中点的距离为出口后矢状径

4. 漏斗骨盆是指　　　　　　　　　　　　　　　　　　　　　　　　　　　　（　　）
   A. 骨盆入口平面狭窄　　　　　　　　　　B. 耻骨弓狭小

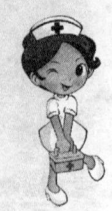

    C. 中骨盆及出口平面狭窄   D. 小骨盆矢状径短

    E. 入口后矢状径短

5. 正常耻骨弓角度约为 ( )

    A. 60°   B. 70°

    C. 80°   D. 90°

    E. 100°

6. 骨盆界线的组成是 ( )

    A. 耻骨联合下缘、髂耻缘和骶岬下缘的连线

    B. 耻骨联合下缘、髂耻缘和骶岬上缘的连线

    C. 耻骨联合上缘、髂嵴和骶岬下缘的连线

    D. 耻骨联合上缘、髂嵴和骶岬上缘的连线

    E. 耻骨联合上缘、髂耻缘和骶岬上缘的连线

实训一 骨盆测量

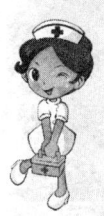

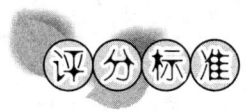

骨盆测量评分表

班级：　　　　姓名：　　　　学号：　　　　得分：

操作顺序	操作要求		分值	评分等级 A	B	C	D	得分	主要问题
着装	着装整洁，符合要求		3	3	2	1	0		
准备用物	骨盆测量仪，皮尺		3	3	2	1	0		
操作过程	帮助受检者仰卧于检查床上		3	3	2	1	0		
	检查者立于受检查者右侧		3	3	2	1	0		
	校对测量仪，正确拿取测量仪		3	3	2	1	0		
	测量髂嵴间径	帮助受检者两腿伸直	5	5	3	1	0		
		寻找两侧髂前上棘外缘	5	5	3	1	0		
		测量两髂嵴外缘最宽的距离	5	5	3	1	0		
	测髂棘间径	帮助受检者两腿伸直	5	5	3	1	0		
		寻找两髂嵴外缘最宽处	5	5	3	1	0		
		测量两侧髂前上棘的距离	5	5	3	1	0		
	测量骶耻外径	帮助受检者左侧卧位，左腿稍后曲，右腿伸直	5	5	3	1	0		
		寻找耻骨联合上缘中点、第五腰椎棘突下	5	5	3	1	0		
		测量骶耻外径	5	5	3	1	0		
	测坐骨结节间径	孕妇取仰卧位，两腿弯曲，双手抱双膝	5	5	3	1	0		
		寻找两坐骨结节内侧缘	5	5	3	1	0		
		测量两坐骨结节内侧缘的距离	5	5	3	1	0		
	测耻骨弓角度	协助孕妇呈仰卧位，两腿弯曲，双手紧抱双膝	5	5	3	1	0		
		用左右两拇指尖斜着对拢，放置于耻骨联合下缘，左右两拇指平放于耻骨降支上面	5	5	3	1	0		
		测量两拇指间的角度	5	5	3	1	0		
	记录测量结果	①髂棘间径 ②髂嵴间径 ③骶耻外径 ④坐骨结节间径 ⑤耻骨弓角度	2						
综合评价	操作熟练	5分钟完成	3	3	2	1	0		
	提问	能回答相关问题	5	5	3	1	0		
总分			100						

监考教师：　　　　　　　考核时间：

（常　青）

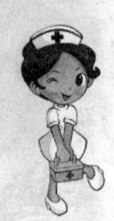

实训二 孕妇腹部检查

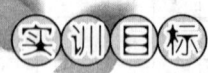

1. 掌握孕妇腹部检查方法的四部触诊法,能够准确地听取胎心音并计数。
2. 能对孕妇及家属解释四部触诊法和听胎心音的临床意义。
3. 对孕妇充满关爱。

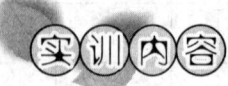

一、操作目的

1. 通过腹部检查可以判断胎产式、胎先露、胎方位、胎先露是否衔接、子宫大小是否与孕周相符,并估计胎儿的大小和羊水量的多少。
2. 通过胎心音听诊判断胎儿是否存活,有无缺氧。

二、操作准备

1. 物品准备 检查床、软尺、胎心听筒或多普勒、产前检查记录单、笔,实训室内准备孕妇检查模型。
2. 人员准备(在实训室同学4~5人一小组测量)
 (1) 操作者准备:衣帽着装整洁,剪短指甲、洗手,向孕妇介绍检查的重要性,取得孕妇配合。
 (2) 被检查者准备:取仰卧位,暴露腹部。
3. 环境准备 病室安静、整洁、温、湿度适宜。

三、操作步骤

操作流程	图 解
1. 视诊 看腹部外形,有无瘢痕、妊娠纹、水肿等(图2-1)。	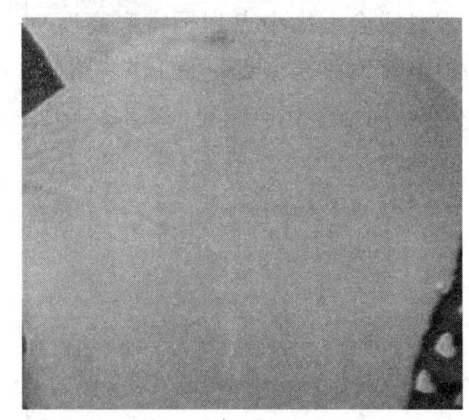 图2-1
2. 触诊 (1) 孕妇仰卧,双腿屈曲略微分开(图2-2)。	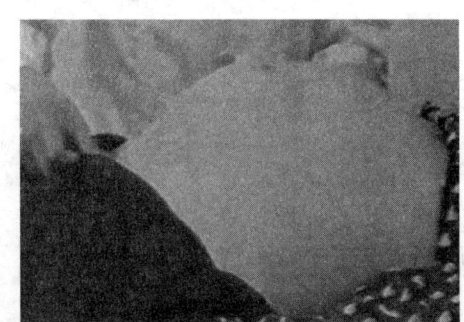 图2-2
(2) 检查者面向孕妇面部,双手五指并拢,用手指指腹及手掌尺侧面进行检查(图2-3)。 注意:用力均匀。	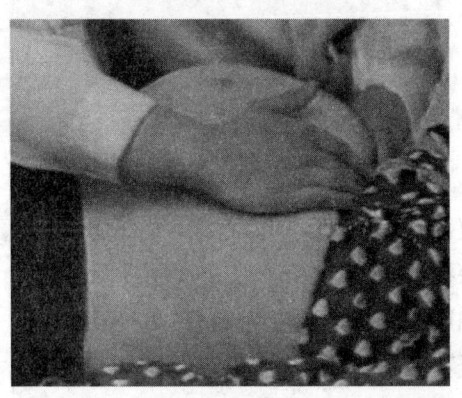 图2-3

操作流程	图解
（3）先双手置于宫底部，了解子宫外形及宫底高度，用皮尺测量子宫高度（从耻骨联合上缘中点到子宫底高度）和腹围（脐水平绕腹部一周）评估胎儿大小与孕周是否相符（图2-4、图2-5）。	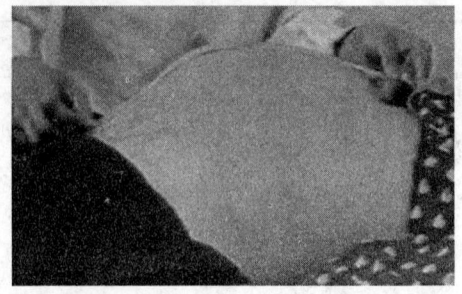 图2-4 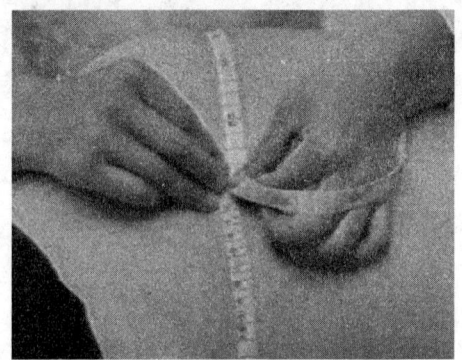 图2-5
（4）第一步：双手置于宫底部，双手指腹相对轻推，判断宫底部的胎儿部分。如硬而圆且有浮球感，则为胎头；如软而宽且形状不规则，则为胎臀（图2-6）。	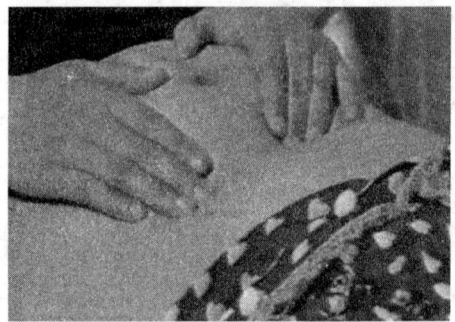 图2-6
（5）第二步：检查者两手分别置于腹部左右两侧，一手固定，另一手轻轻深按，两手交替，仔细分辨胎背及胎儿四肢。平坦饱满者为胎背，可变形的高低不平部分是胎儿肢体。同时可以估计胎儿大小和羊水的多少（图2-7）。	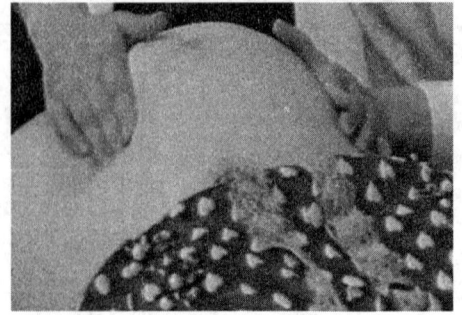 图2-7

操作流程	图 解
(6) 第三步:检查者右手置于耻骨联合上方,拇指与其余4指分开,握住胎先露部,左右轻轻推动,以确定是否衔接。如先露部仍可以活动,表示尚未入盆;如胎先露部不能被推动,表示已入盆(图2-8)。	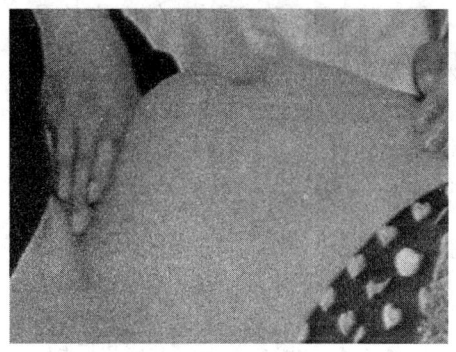 图2-8
(7) 第四步:检查者面向孕妇足端,两手分别置于胎先露部的两侧,向骨盆入口方向深压,再次判断先露部的诊断是否正确,并确定先露部入盆的程度(图2-9)。	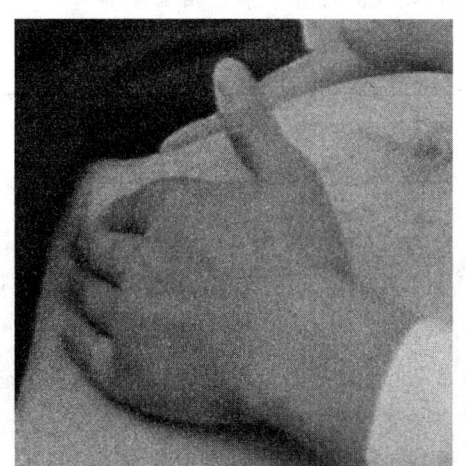 图2-9
3. 听诊 (1) 腹部四步触诊检查后孕妇双腿伸直并拢,检查者站于孕妇右侧,根据胎方位确定胎心听诊区域,使用多普勒或胎心听筒计数胎心1分钟,仔细听诊胎心的频率、强弱、远近,以判断胎心是否正常(图2-10)。	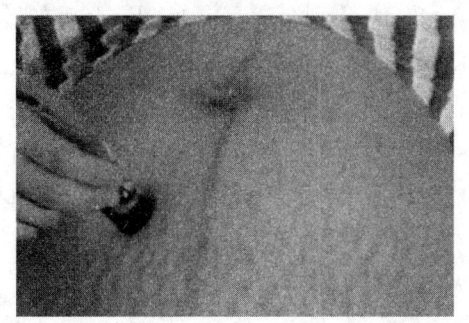 图2-10

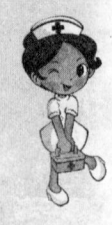

操作流程	图 解
（2）胎心音在靠近胎背侧上方的孕妇腹壁上听得最清楚，妊娠24周前，胎心音多在脐下正中线处听到，28周后根据胎方位的不同听诊部位不同。枕先露时，胎心音在脐下左、右两侧听取；臀先露时，在脐上左、右两侧听取；肩先露时在脐部下方听得最清楚。 （3）腹壁敏感变硬时可左侧卧位稍事休息再进行听诊。 注意：胎心和孕妇腹主动脉音、子宫动脉音、胎儿脐带杂音相区分。	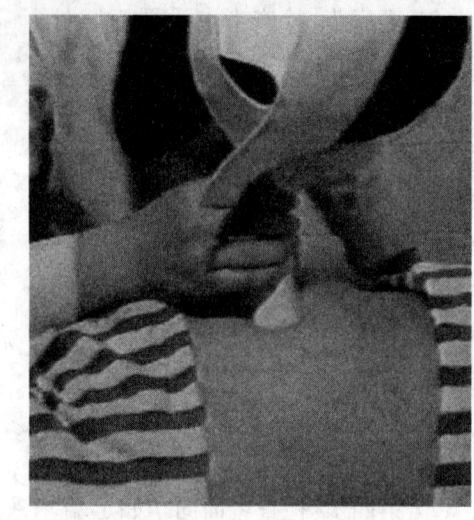 图 2-11

四、注意事项

1. 注意人文关怀，与孕妇沟通清楚取得同意，解释操作目的，以取得合作。

2. 动作轻柔熟练，注意保暖和遮挡病人。检查完毕，协助孕妇整理衣裤帮助孕妇下检查床，整理用物，放回原处。

3. 测量数据要详细准确记录，作出结论及处理意见。

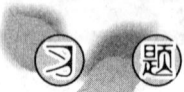

1. 下列哪项属正常胎心音次数 （　　）
   A. 80 次/分钟　　　　B. 100 次/分钟　　　　C. 105 次/分钟
   D. 132 次/分钟　　　E. 170 次/分钟

2. 在孕妇腹壁最早听到胎心音的时间约是 （　　）
   A. 孕 8 周末　　　　B. 孕 12 周末　　　　C. 孕 16 周末
   D. 孕 20 周末　　　E. 孕 24 周末

3. 分娩第一产程护理，哪项是错的 （　　）
   A. 鼓励产妇少量多次进食
   B. 指导产妇每隔 2～4 小时自解小便一次
   C. 应观察 T、P、R、BP
   D. 胎头未入盆，胎膜已破宫缩不紧可在室内活动
   E. 做好心理护理

4. 关于四步触诊哪项不对 （ ）
   A. 前三步,检查者均面向孕妇头部
   B. 第四步面向孕妇足部
   C. 第二步触诊主要查胎背四肢在何侧
   D. 第三步主要检查先露大小
   E. 第四步主要了解先露部入盆程度

5. 妊娠 6 个月以前胎心音听诊最清楚部位在 （ ）
   A. 右下腹
   B. 左上腹
   C. 脐下正中线处
   D. 右上腹
   E. 左上腹

6. 某孕妇子宫底于脐上 3 横指,估计妊娠时间为 （ ）
   A. 12 周末
   B. 16 周末
   C. 24 周末
   D. 28 周末
   E. 32 周末

7. 丁女士,孕 28 周,胎方位为枕左前位,听取胎心音的部位应在 （ ）
   A. 脐下左侧
   B. 脐下右侧
   C. 脐上左侧
   D. 脐上右侧
   E. 脐周围

8. 刘女士,末次月经日期记不清,来医院检查时子宫底在脐上一横指,胎心音正常,估计妊娠为 （ ）
   A. 16 周末
   B. 20 周末
   C. 24 周末
   D. 28 周末
   E. 32 周末

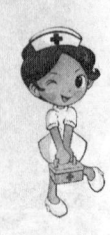

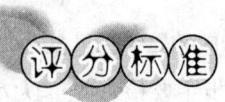

孕妇腹部检查评分表

班级：　　　　姓名：　　　　学号：　　　　得分：

操作顺序	操作要求		分值	评分等级				得分	主要问题
				A	B	C	D		
礼仪要求	着装整洁,符合要求。普通话交流,言语温和清晰,举止大方得体		5	5	3	1	0		
准备用物	检查床、胎心听筒、皮尺		3	3	2	1	0		
操作过程	帮助孕妇仰卧,双腿屈曲略微分开于检查床上		3	3	2	1	0		
	检查者立于孕妇右侧		3	3	2	1	0		
	视诊	孕妇仰卧,双腿屈曲略微分开	5	5	3	1	0		
		看腹部外形、有瘢痕、妊娠纹、水肿等	5	5	3	1	0		
	触诊	测量宫高腹围	10	10	7	4	0		
		四步触诊第一步	10	10	7	4	0		
		四步触诊第二步	10	10	7	4	0		
		四步触诊第三步	10	10	7	4	0		
		四步触诊第四步	10	10	7	4	0		
	听诊	腹部四步触诊检查后孕妇双腿伸直并拢,检查者站于孕妇右侧	5	5	3	1	0		
		根据胎方位判断听胎心的位置	5	5	3	1	0		
		听筒或多普勒使用方法	5	5	3	1	0		
操作后处理	记录检查结果	①宫高、腹围 ②胎方位、胎先露 ③胎心听诊位置、胎心率	3	3	2	1	0		
综合评价	操作熟练	5分钟完成	3	3	2	1	0		
	提问	能回答相关问题	5	5	3	1	0		
总分			100						

监考教师：　　　　　　　　考核时间：

（常　青）

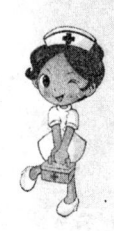

实训三 妊娠图绘制

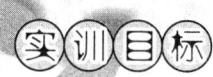

1. 掌握妊娠图的绘制方法,并判断胎儿大小、发育、孕妇体重、血压是否正常。
2. 能对孕妇及家属解释妊娠图的临床意义。
3. 对孕妇充满关爱。

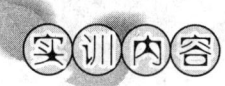

一、操作目的

1. 通过妊娠图的绘制,能判断胎儿大小、发育、孕妇体重、血压是否正常。
2. 能理解妊娠图的临床意义。

二、操作准备

1. 物品准备 检查记录单、红蓝笔、直尺、妊娠图表格。
2. 人员准备(在实训室同学 4~5 人一小组根据产前检查测量值进行绘图)

操作者准备:衣帽着装整洁,剪短指甲、洗手,向孕妇介绍检查的重要性,取得孕妇配合,收集整理产前检查的项目资料。

3. 环境准备 病室安静、整洁,温、湿度适宜。

三、操作步骤

操作流程	图　解
1. 自妊娠 20 周开始绘制,按产前检查步骤检查产妇,记录检查结果,记录一般项目(图 3-1)。	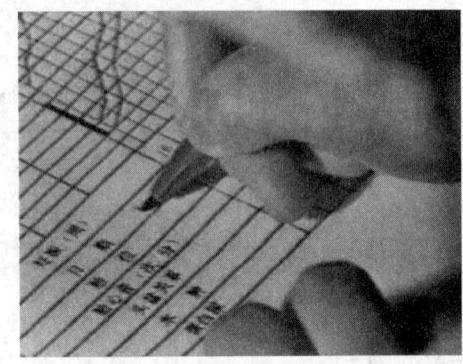 图 3-1
2. 记录血压,在血压区域内用蓝色笔以上下挑钩标记,并与前次检查结果连在一起(图 3-2)。	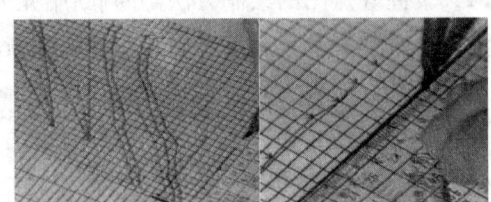 图 3-2
3. 按照产前检查时测得的宫高,画在坐标图中,用一个较粗的圆点表示,然后将此点与前一次检查绘制的圆点连成一线(图 3-3)。	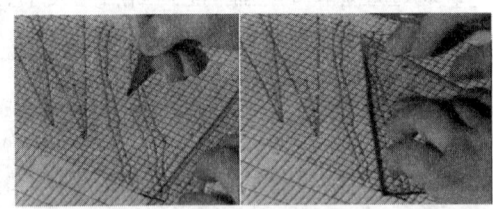 图 3-3
4. 产前检查时测量孕妇脐水平的腹围,如腹围最大水平不在脐水平,应取最大值。绘制时将每一次测得的数据画在坐标图上,然后与前一次的距点连接,腹围一般用蓝色"×"做标记(图 3-4)。	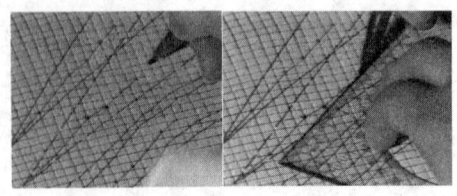 图 3-4

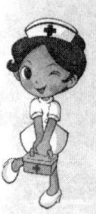

操作流程	图 解
5. 产前检查时测量产妇体重。绘制时将每一次测得的数据画在坐标图上,然后与前一次的距点连接,一般用蓝色"○"做标记(图3-5)。	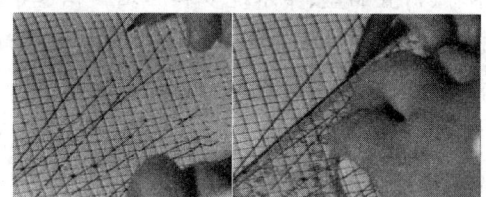 图 3-5
6. 绘制完毕,判断检查结果,告知注意事项,预约下次检查时间(图3-6)。	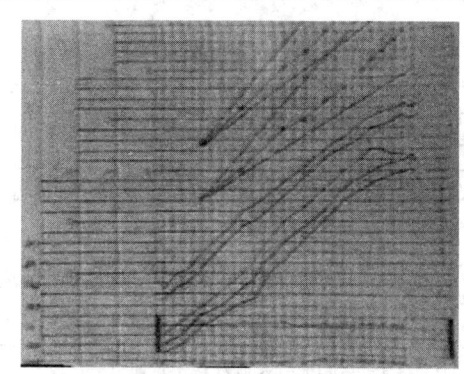 图 3-6

四、注意事项

1. 注意人文关怀,与孕妇沟通清楚并取得同意,解释操作目的,以取得合作。

2. 动作轻柔熟练,注意保暖和遮挡病人。检查完毕,协助孕妇整理衣裤帮助孕妇下检查床,整理用物,放回原处。

3. 测量数据要详细准确记录,作出结论及处理意见。

4. 测量宫高前要让孕妇排空膀胱,取仰卧位,检查者用一根无伸展的皮尺紧贴产妇腹壁测量自耻骨联合上缘到检查者手掌和宫底切面的距离。正常不超过上下区域线。

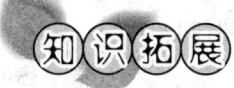

妊娠图是通过每周一次的坐标点的连线,可动态地观察胎儿在子宫内的生长发育情况。根据曲线的走势,大致有以下三种情况:

1. 宫高曲线走势接近,甚至低于图表上的低体重曲线,提示宫内胎儿生长发育不良、体重较轻。大致有以下几种可能:①最常见的原因是胎儿宫内发育迟缓;②患有妊娠高血压病等并发症的孕妇。

2. 胎儿的宫高曲线呈正常体重曲线走势,提示胎儿发育正常。

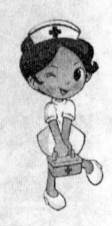

3. 胎儿的宫高曲线的走势接近甚至超过高体重曲线。多见于巨大儿、多胎妊娠、头盆不称、前置胎盘、羊水过多和胎儿脑积水等。当发现低值或高值的异常曲线走势后,应及时就诊,以便进一步查明情况。B超是预测胎儿大小最常用的辅助诊断方法,准确性较高,而且,还可同时发现胎儿常见的畸形。

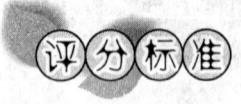

妊娠图绘制评分表

班级:　　　　姓名:　　　　学号:　　　　得分:

操作顺序	操作要求	分值	评分等级 A	B	C	D	得分	主要问题
礼仪要求	着装整洁,符合要求。普通话交流,言语温和清晰,举止大方得体	5	5	3	1	0		
准备用物	皮尺、检查记录单、红蓝笔、直尺、妊娠图表格	5	5	3	1	0		
操作过程	自妊娠20周开始绘制,按产前检查结果,记录检查日期、孕周、胎心率、胎方位、水肿等	15	15	10	5	0		
	记录血压,在血压区域内用蓝色笔以上下挑钩标记,并与前次检查结果连成一线	15	15	10	5	0		
	记录宫高,在宫高区域内用一个较粗的圆点表示,然后将此点与前一次检查绘制的圆点连成一线	15	15	10	5	0		
	记录腹围,在腹围区域内用蓝色"×"做标记,然后与前一次的距点连成一线	15	15	10	5	0		
	记录体重,在体重区域内用蓝色"○"做标记,然后与前一次的距点连成一线	15	15	10	5	0		
	绘制完毕,判断检查结果,告知注意事项,预约下次检查时间。	5	5	3	1	0		
综合评价	操作熟练	5分钟完成	5	3	2	1	0		
	提问	能回答相关问题	5	5	3	1	0		
总分		100						

监考教师:　　　　　　　　　　　　考核时间:

(常　青)

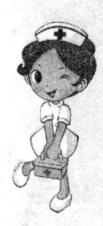

实训四 肛门检查、阴道检查

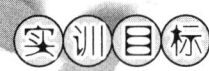

1. 熟悉肛门检查、阴道检查的方法。
2. 能对孕妇及家属解释肛门检查和阴道检查的临床意义。
3. 对孕产妇充满关爱。

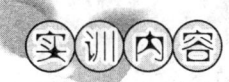

一、操作目的

1. 通过肛门检查可以了解宫颈厚薄、软硬度、宫口扩张程度、是否已破膜、骨盆腔大小、胎方位及胎头下降程度。当肛门检查不清时,可在严密消毒下行阴道检查,能直接摸清胎位、宫口扩张及胎先露下降程度,并能清楚了解中骨盆腔情况,有助于决定分娩方式并能初步判断产道是否正常。
2. 能理解肛门检查和阴道检查的临床意义。

二、操作准备

1. **物品准备** 治疗车、医嘱卡、手套、肥皂液或液状石蜡油、消毒卫生纸、洗手液、毛巾等。
2. **人员准备**(在实训室同学 4～5 人一小组用一个检查模型)
   (1) 操作者准备:衣帽着装整洁,剪短指甲、洗手、戴手套,向孕妇介绍检查的重要性,取得孕妇配合。
   (2) 被检查者准备:取仰卧位,两腿屈曲分开,暴露外阴。
3. **环境准备** 病室安静、整洁,温、湿度适宜。

三、操作步骤

操作流程	图　解
1. 肛门检查　检查者站在产妇右侧,双腿屈曲外展,充分暴露外阴(图4-1)。	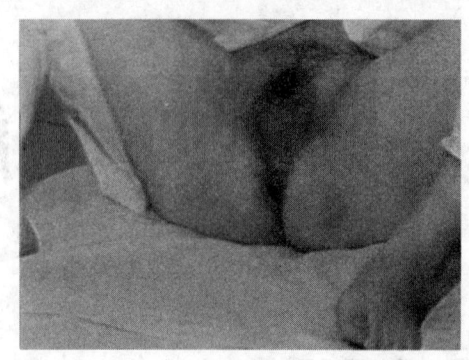 图 4-1
2. 右手示指戴手套涂润滑剂(图4-2)。	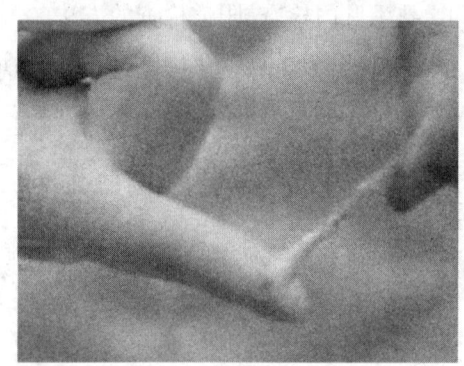 图 4-2
3. 轻轻伸入直肠内(图4-3)。	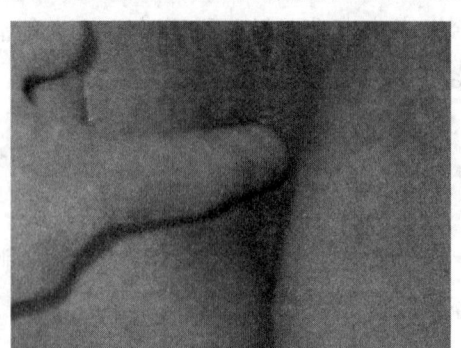 图 4-3

操作流程	图 解
4. 示指向后先触及尾骨尖端,了解尾骨活动度,再触摸两侧坐骨棘是否突出并确定胎头高度,然后用指端掌侧探查子宫颈口,摸清其四周边缘,估计宫口扩张的厘米数(图 4-4)。	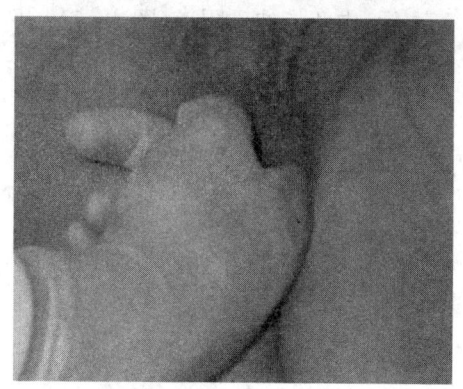 图 4-4
5. 阴道检查 严密消毒外阴(图 4-5)。	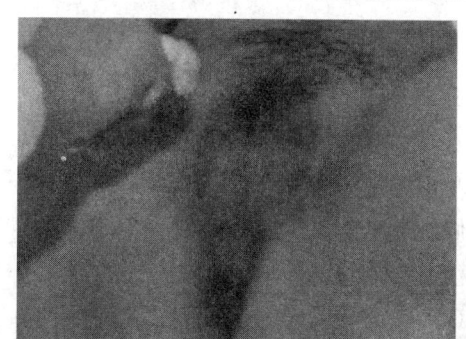 图 4-5
6. 戴无菌手套(图 4-6)。	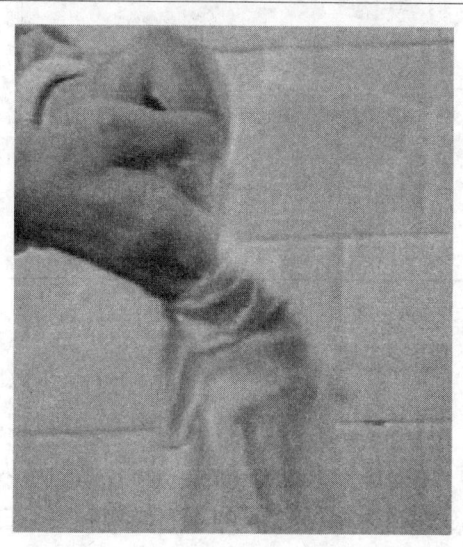 图 4-6

操作流程	图　解
7. 示、中两指伸入阴道(图4-7)。	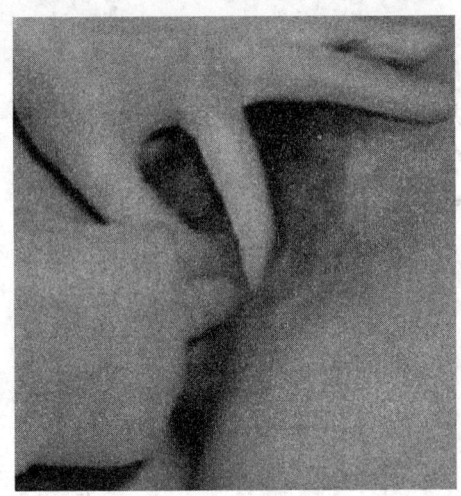 图 4-7
8. 示、中两指先了解尾骨活动度,再触摸两侧坐骨棘是否突出,摸清先露并确定胎头高度,然后触摸子宫颈口,摸清其四周边缘,估计宫口扩张的厘米数(图4-8)。	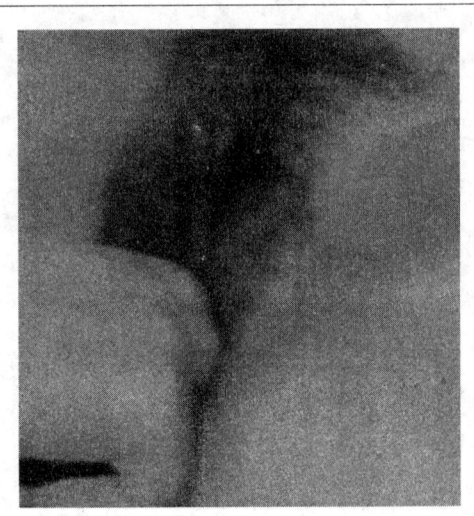 图 4-8

四、注意事项

1. 注意人文关怀,与产妇沟通清楚并取得同意,解释操作目的,以取得合作。

2. 动作轻柔熟练,注意保暖和遮挡病人,阴道检查注意无菌操作,检查完毕,协助产妇整理衣裤,帮助产妇下检查床或继续留在床上等待分娩;整理用物,放回原处。

3. 检查结果要详细准确记录,作出结论及处理意见。

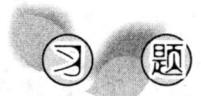

1. 关于第一产程护理不正确的是 （ ）
   A. 询问病史　　　　B. 产科检查　　　　C. 观察产程
   D. 指导产妇合理进食　E. 指导产妇正确运用腹压

2. 下列哪项是进入第二产程的主要标志 （ ）
   A. 胎头拨露　　　　B. 胎头着冠　　　　C. 宫口开大 10 cm
   D. 肛门括约肌松弛　E. 外阴膨隆

3. 临产后起主要作用的产力是 （ ）
   A. 腹肌收缩力　　　B. 膈肌收缩力　　　C. 肛提肌收缩力
   D. 子宫收缩力　　　E. 圆韧带收缩力

4. 分娩最可靠的征兆是 （ ）
   A. 宫口扩张　　　　B. 不规律宫缩　　　C. 规律宫缩
   D. 见红　　　　　　E. 宫底下降

5. 临产后胎头下降的程度以下述何项为标志 （ ）
   A. 骶岬　　　　　　B. 坐骨棘　　　　　C. 坐骨结节
   D. 骶尾关节　　　　E. 坐骨切迹

6. 25 岁初产妇，妊娠 40 周，规律宫缩 4 小时，枕左前位，估计胎儿体重 3 000 g，胎心 140 次/分钟。阴道检查：宫口开大 3 cm，未破膜，S+1，骨盆外测量未见异常。此时恰当处理应是 （ ）
   A. 哌替啶肌内注射　B. 人工破膜　　　　C. 等待自然分娩
   D. 静脉滴注缩宫素　E. 行剖宫产术

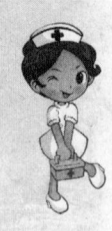

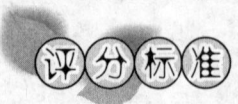

肛门检查、阴道检查评分表

班级：　　　　姓名：　　　　学号：　　　　得分：

操作顺序	操作要求	分值	评分等级 A	B	C	D	得分	主要问题
礼仪要求	着装整洁,符合要求。普通话交流,言语温和清晰,举止大方得体	5	5	3	1	0		
准备用物	治疗车、医嘱卡、手套、肥皂液或液状石蜡油、消毒卫生纸、洗手液、毛巾等	5	5	3	1	0		
操作过程	肛门检查:检查者站在产妇右侧,双腿屈曲外展,充分暴露外阴	10	10	7	4	0		
	右手示指戴手套涂润滑剂,轻轻伸入直肠内	10	10	7	4	0		
	示指向后先触及尾骨尖端,再触摸两侧坐骨棘是否突出,确定胎头高度,然后用指端掌侧探查子宫颈口,估计宫口扩张的厘米数(共4项,每项5分)	20	20	15	10	5		
	阴道检查:严密消毒外阴	10	10	7	4	0		
	戴无菌手套,示、中两指伸入阴道	10	10	7	4	0		
	示、中两指先了解尾骨活动度,触摸两侧坐骨棘是否突出,摸清先露并确定胎头高度,然后触摸子宫颈口,估计宫口扩张的厘米数(共4项,每项5分)	20	20	15	10	5		
综合评价	操作熟练	5分钟完成	5	3	2	1	0		
	提问	能回答相关问题	5	5	3	1	0		
总分		100						

监考教师：　　　　　　　　考核时间：

（常　青）

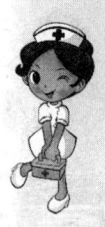

实训五 外阴消毒铺巾

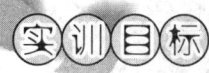

1. 通过实训能熟练进行会阴清洁、消毒。
2. 通过训练能熟练进行产台铺巾。
3. 能与产妇进行有效沟通。

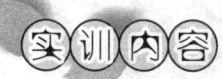

一、操作目的

清洁产妇外阴血迹和污渍,进行会阴消毒,铺无菌产台,为分娩做准备,预防产褥感染发生。

二、操作准备

1. 护士准备

(1) 评估产妇病史及生命体征情况,了解孕周、产程进展、胎儿在宫内情况。

(2) 评估子宫收缩和胎心情况;评估会阴部发育情况,外阴清洁情况等。评估产妇心理状态,有无焦虑、恐惧情绪,对正常分娩有无信心。

(3) 操作者衣帽着装整洁,剪短指甲,洗手戴口罩。

2. 物品准备 治疗车、一次性会阴垫1块、消毒治疗巾1块、便盆、会阴擦洗消毒用物一套(大治疗盘一个、冲洗壶1个、消毒弯盘1个、治疗碗2个、消毒卵圆钳4把、无菌干纱布缸1个,20%肥皂液纱布缸1个,5%聚维酮碘纱布缸1个,无菌持物筒1个,无菌持物钳1把)、产包1个(内容物见实训六)。

3. 环境准备 病室安静、整洁,温、湿度适宜。

三、操作程序

操作流程	图　解
1. 核对产妇信息,评估产程和心理状况,解释操作的目的,请产妇配合操作。	
2. 产妇取仰卧屈膝位,臀下放置便盆(图 5-1)。	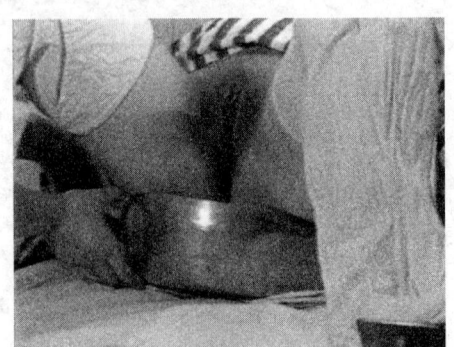 图 5-1
3. 肥皂水擦洗 (1) 擦洗顺序:阴阜→左侧大腿内上 1/3→右侧大腿内上 1/3→左侧腹股沟→右侧腹股沟→左侧大小阴唇→右侧大小阴唇→会阴体→左侧臀部→右侧臀部→肛门(图 5-2)。 (2) 用卵圆钳夹持 20％肥皂水纱布擦洗两遍。 注意:皮肤擦洗不要留有空隙。	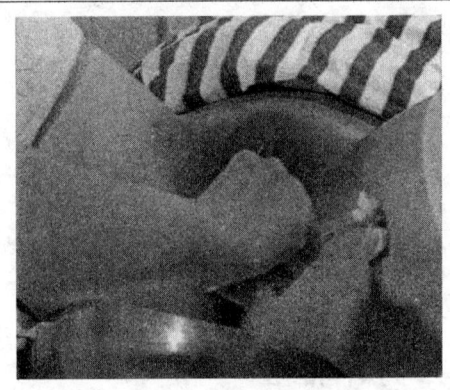 图 5-2
4. 温水冲洗 (1) 用冲洗壶(装有 39～41 ℃温水)倒水冲洗外阴部(图 5-3)。 注意:操作者先用水温计测温或将水倒在手腕部试温。 (2) 冲洗顺序从中间到周围再到中间,也可用左手持壶右手持钳夹纱布擦洗。	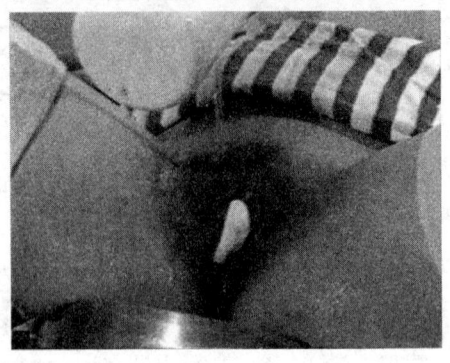 图 5-3

操作流程	图 解
(3) 用干纱布由内向外擦干冲洗部位(图5-4)。	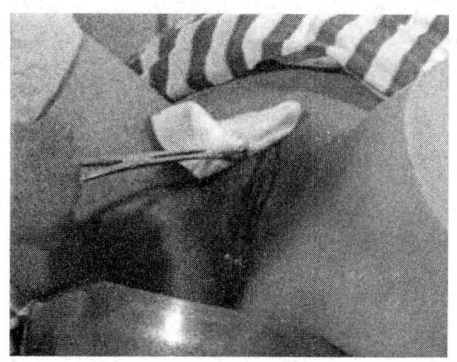 图5-4
5. 会阴消毒 (1) 用卵圆钳夹取5%聚维酮碘纱布进行外阴部消毒。 (2) 消毒顺序：由内至外、由上至下，即尿道口、阴道口→左侧小阴唇→右侧小阴唇→左侧大阴唇→右侧大阴唇→左侧腹股沟→右侧腹股沟→阴阜→左侧大腿内上1/3→右侧大腿内上1/3→会阴体→左侧臀部→右侧臀部→肛门(图5-5)。 注意：消毒范围不超出温水冲洗范围。皮肤消毒不要留有空隙，消毒三遍。	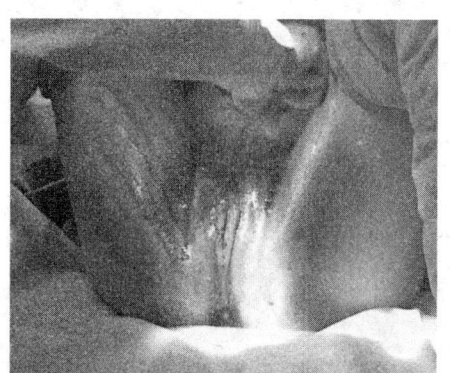 图5-5
6. 铺巾 (1) 打开产包外包布。 (2) 术者外科洗手后打开产包内包布，穿手术衣，戴手套。 (3) 铺臀下产单(图5-6)。 注意：用双手握住产单两角向内卷将手包住，嘱病人臀部抬高铺好产单，不要污染双手。	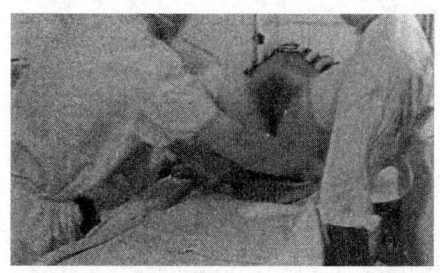 图5-6

操作流程	图 解
（4）协助产妇套上腿套(图5-7)。 注意：穿腿套时术者双手插入腿套上方反折部从病人脚部往上套入，防止双手碰触病人污染。 　　术者穿手术衣后，先穿近侧腿套，再穿对侧腿套。铺治疗巾顺序为近侧、对侧、上侧。	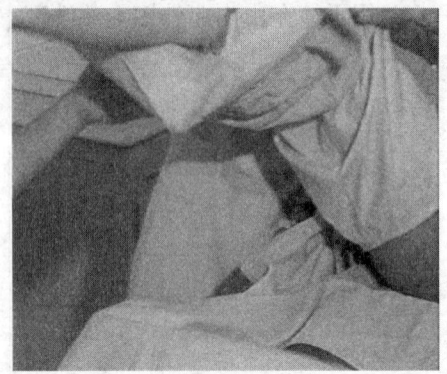 图 5-7
（5）铺大洞巾，调整好洞口对准会阴外部(图5-8)。 （6）摆好所需的各类物品，准备接生。	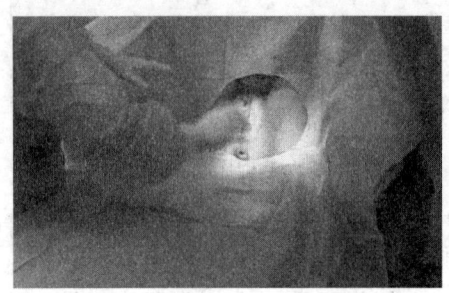 图 5-8
7. 整理、记录 （1）整理用物，按废物分类正确处理。 （2）护士洗手，记录，签名。	

习 题

1. 下列会阴消毒原则哪项正确　　　　　　　　　　　　　　　　　　　　　　　（　　）
   A. 由内向外，自上而下　　B. 从左到右，从上而下　　C. 从右到左，从下而上
   D. 由外向内，自上而下　　E. 由内向外，自下而上
2. 会阴冲洗过程中不恰当的是　　　　　　　　　　　　　　　　　　　　　　　（　　）
   A. 操作过程中注意遮挡患者，给予保暖，避免受凉
   B. 告知产妇臀部不要抬高，防止弄湿上衣
   C. 水温约 45 ℃

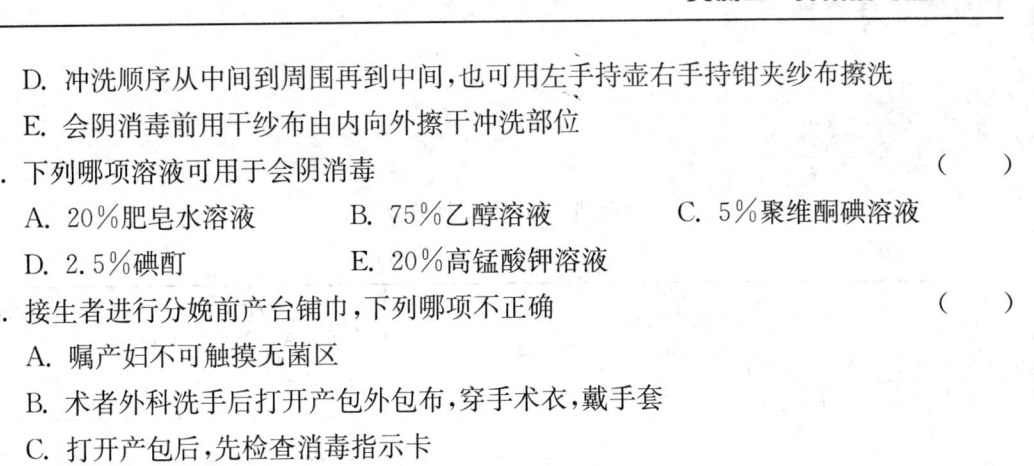

D. 冲洗顺序从中间到周围再到中间,也可用左手持壶右手持钳夹纱布擦洗

E. 会阴消毒前用干纱布由内向外擦干冲洗部位

3. 下列哪项溶液可用于会阴消毒 ( )
   A. 20%肥皂水溶液　　B. 75%乙醇溶液　　C. 5%聚维酮碘溶液
   D. 2.5%碘酊　　　　　E. 20%高锰酸钾溶液

4. 接生者进行分娩前产台铺巾,下列哪项不正确 ( )
   A. 嘱产妇不可触摸无菌区
   B. 术者外科洗手后打开产包外包布,穿手术衣,戴手套
   C. 打开产包后,先检查消毒指示卡
   D. 先铺臀下垫单
   E. 最后铺大洞巾

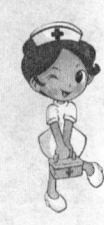
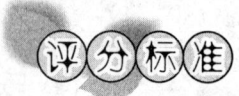

外阴消毒铺巾考核评分标准

班级： 姓名： 学号： 得分：

操作顺序	操作要求		分值	评分等级				得分	主要问题
				A	B	C	D		
礼仪要求	着装整洁,符合要求 行为大方得体,语言规范,态度温和		5	5	3	1	0		
环境用物准备	环境整洁,温暖,光线充足		2	2	1	0	0		
	备齐会阴冲洗、消毒用物		3	3	2	1	0		
操作过程	核对解释	核对产妇 告知产妇操作目的	5	5	3	1	0		
	会阴肥皂水擦洗	臀下放便盆,取20%肥皂水纱布放于治疗碗内	5	5	3	1	0		
		肥皂液纱布或棉球擦洗顺序:大小阴唇、阴阜、大腿内上1/3、会阴、肛门。擦洗2遍。	7	7	5	3	1		
	温水冲洗	试水温	3	3	2	1	0		
		冲洗顺序:由内向外、由上向下	5	5	3	1	0		
		干纱布由内向外擦干冲洗部位	3	3	2	2	0		
	会阴消毒	准备5%聚维酮碘纱布消毒	3	3	2	1	0		
		消毒用5%聚维酮碘纱布,顺序:由内向外、由上向下消毒2遍	8	8	6	4	2		
		消毒范围不超出温水冲洗范围	5	5	3	1	0		
	铺巾	操作者外科洗手、穿手术衣、戴手套	5	5	3	1	0		
		打开产包,检查消毒指示卡	5	5	3	1	0		
		铺平臀下产单	5	5	3	1	0		
		套两腿套、铺治疗巾	5	5	3	1	0		
		铺大洞巾	5	5	3	1	0		
		整理产台用物,摆放整齐	5	5	3	1	0		
	整理用物	消毒处理用物	3	3	2	1	0		
	洗手、记录	洗手、记录	3	3	2	1	0		
综合评价	操作熟练	操作规范、关爱产妇、沟通顺畅、无菌观念强	5	5	3	1	0		
	提问	能回答相关问题	5	5	3	1	0		
总分			100						

监考教师： 考核时间：

(盛夕曼)

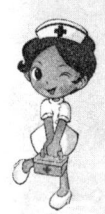

实训六 自然分娩助产

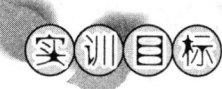

1. 通过实训学会产时会阴保护方法和正确娩出胎盘的方法。
2. 通过实训能熟练按分娩机转进行自然分娩接产。
3. 能与产妇进行有效沟通。

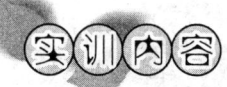

一、操作目的

1. 保护会阴，防止会阴裂伤发生。
2. 协助胎儿按正常分娩机转娩出。
3. 协助胎盘娩出。

二、操作准备

1. 护士准备

（1）评估产妇情况，了解孕周、产程进展情况、胎儿在宫内情况、子宫收缩情况（宫缩持续时间、间歇时间、强度）和胎心情况；评估产妇心理状态，有无焦虑、恐惧情绪，对正常分娩有无信心；评估产妇会阴是否已进行冲洗消毒及上台接生的时机。

（2）接产者衣帽着装整洁，剪短指甲、外科洗手、戴口罩及无菌手套。

2. 物品准备

（1）产包一个（内有双层大单、产单1块、治疗巾3块、腿套2只、大洞巾1块、手术衣1件、纱布若干、带尾纱条1个、气门芯2个、新生儿护脐卷1个）。

（2）器械包（内有弯盘1个、血管钳3把、持针器1把、有齿镊1把、会阴侧切剪1个、脐带剪1个）。

（3）其他用物：消毒用品、无菌手套、缝合针线、新生儿复苏器械。

3. 环境准备　产房安静、整洁,温、湿度适宜。

三、操作程序

操作流程	图　解
1. 核对产妇信息,评估产程和心理状况,解释操作的目的,请产妇配合操作。	
2. 产妇会阴消毒后术者外科洗手、穿手术衣、戴无菌手套,打开产包进行产台铺巾(图6-1)。	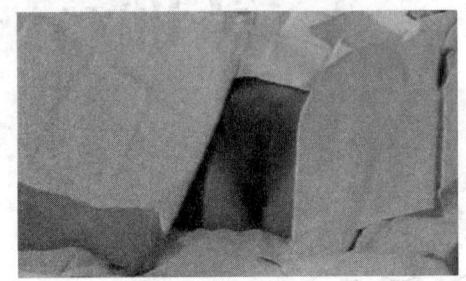 图 6-1
3. 指导产妇用力屏气(图6-2) 注意:教会产妇双手抓住产床两边把手,宫缩来时深吸一口气用力向下屏气。	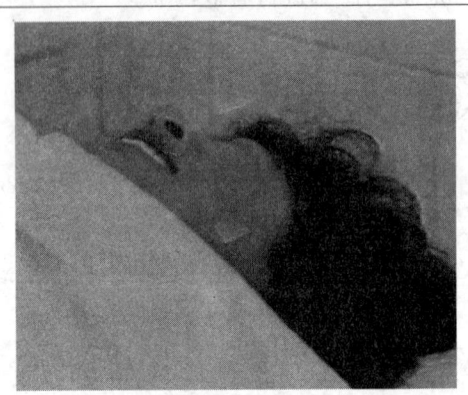 图 6-2
4. 保护会阴 (1) 会阴保护时机:当宫缩来时阴道后联合紧张时进行会阴保护。 (2) 会阴保护方法:当宫缩来时胎头拨露,助产者右手肘支撑在产床上拇指与其余四指分开,折叠好的治疗巾放于掌心紧贴会阴部,向上向内用力保护(图6-3),宫缩间歇期手放松。	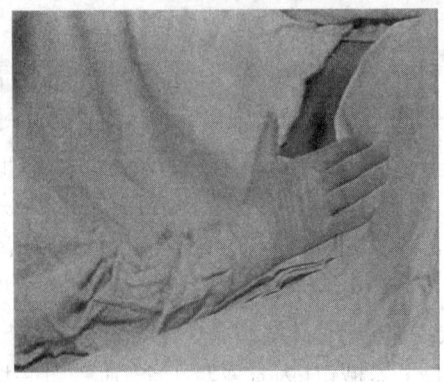 图 6-3

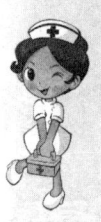

操作流程	图　解
5. 助娩新生儿 （1）协助俯屈：宫缩时胎头露出于阴道口，左手四指并拢向下轻轻按压胎头协助胎头进行俯屈（图6-4）。	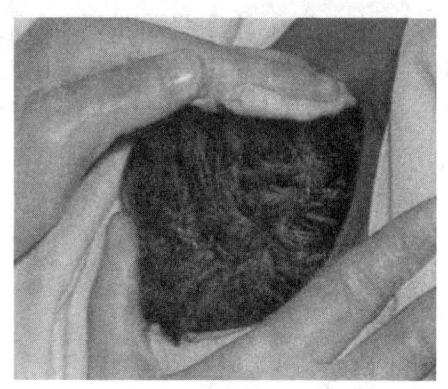 图6-4
（2）协助仰伸：当胎头枕部到达耻骨弓下并且双顶径已娩出时，接生者左手协助胎头仰伸，宫缩间歇期嘱产妇用力，使胎头在宫缩间歇期缓慢娩出（图6-5）。 注意：左手协助俯屈，右手同时保护会阴不能松开。	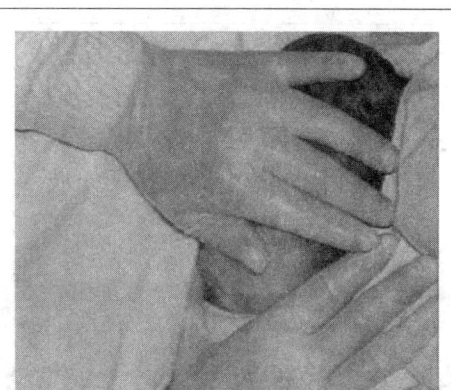 图6-5
（3）胎头娩出后清理呼吸道：左手大拇指由鼻根部向下，其余四指由下颌部向上同时挤压，挤出新生儿口鼻内的黏液和羊水（图6-6）。 （4）协助胎头复位及外旋转。 注意：枕左前位胎头娩出顺时针旋转45°，枕右前位胎头娩出逆时针旋转45°称为复位。再向同侧旋转45°称为外旋转。	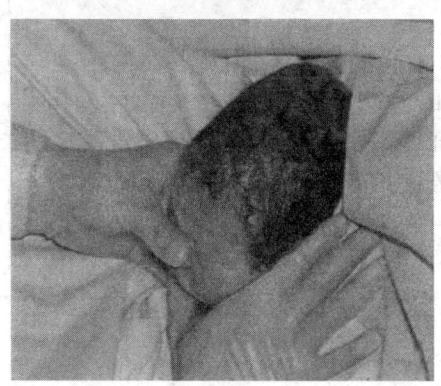 图6-6

操作流程	图 解
（5）娩出前肩：左手将胎儿颈部向下轻压娩出前肩，右手仍保护会阴（图6-7）。	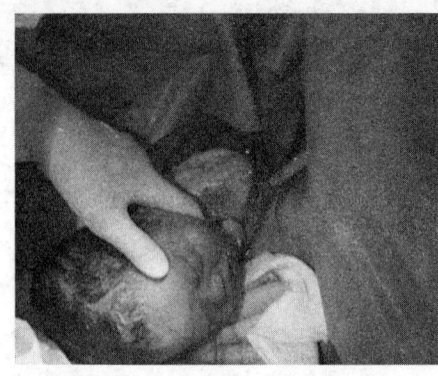 图 6-7
（6）娩出后肩：右手保护会阴，左手托胎儿颈部向上娩出后肩，后肩娩出后右手松开保护会阴（图6-8）。 （7）双手配合娩出胎儿躯体及下肢。	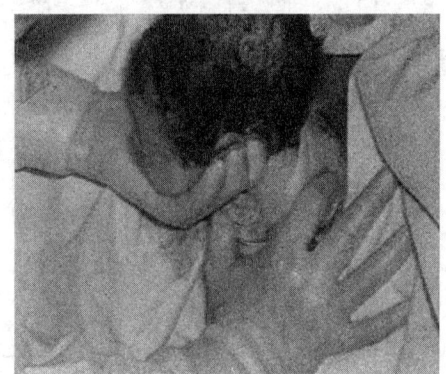 图 6-8
（8）新生儿处理：用吸痰管清理呼吸道；在距脐带根部15～20 cm处用2把血管钳钳夹脐带，在两把血管钳之间剪断脐带（图6-9）。 新生儿脐带处理见实训七。	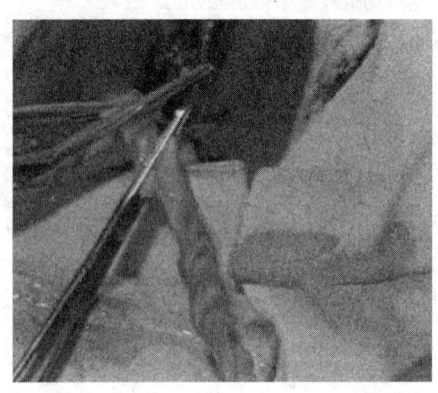 图 6-9

操作流程	图 解
6. 协助胎盘胎膜娩出并检查 （1）判断胎盘是否剥离：臀下放聚血器，通过观察阴道流血情况、脐带是否延长、宫底高度等情况综合来判断。 （2）确定胎盘剥离后，接产者左手按压子宫底，右手缓慢轻拉脐带，协助胎盘娩出。 （3）当胎盘露出于阴道口时，用双手握住，朝一个方向旋转，边旋转边往外牵拉使其全部娩出（图6-10）。	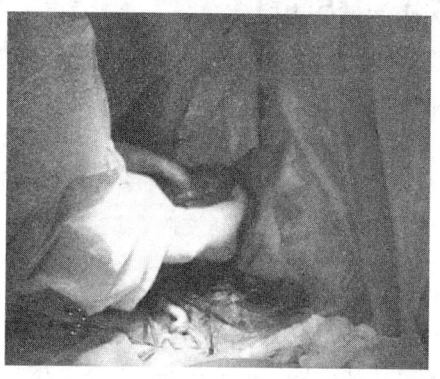 图 6-10
（4）检查胎盘胎膜是否完整：铺平胎盘，母体面朝上，用纱布擦干血块露出胎盘小叶，检查胎盘小叶是否完整。将胎盘提起，检查胎膜破口、胎膜是否完整、胎膜破口与胎盘的距离，检查胎盘胎儿面边缘有无断裂血管（图6-11）。 （5）测量胎盘、脐带长度，并检查有无异常。	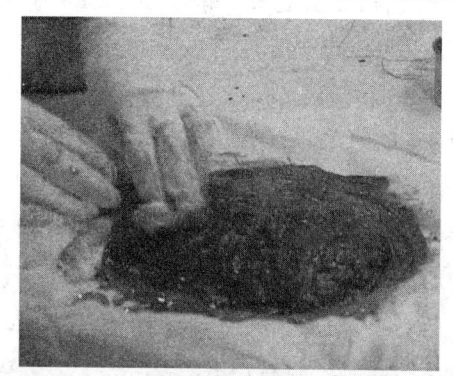 图 6-11
7. 检查软产道，观察阴道流血情况 左手放宫底底部，拇指和四指分开放于子宫底前后壁，朝一个方向有节律地按摩，促进子宫收缩，观察出血量，检查软产道有无裂伤（图6-12）。	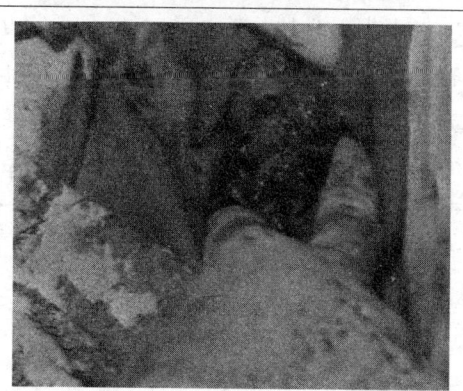 图 6-12
8. 整理、记录 （1）整理用物，按废物分类正确处理。 （2）护士洗手，记录，签名。	

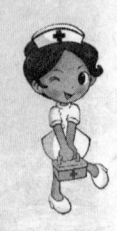

知识拓展

1. **分娩机转** 是指胎儿通过产道娩出时,为了适应骨盆的特点而进行的一系列的转动动作。包括以下几个步骤(以枕左前为例):

衔接:胎头双顶径进入骨盆入口平面,胎头颅骨最低点接近或达到坐骨棘水平。

下降:胎头沿骨盆轴下降,贯穿于整个分娩过程中,可作为判断产程进展的重要标志之一。

俯屈:当胎头以枕额径进入骨盆腔后,处于半俯屈状态的胎头枕部遇到肛提肌的阻力,借杠杆作用进一步俯屈,变胎头衔接时的枕额径(11.3 cm)为枕下前囟径(9.5 cm)以适应产道。

内旋转:胎头进入中骨盆后为适应中骨盆形状进行旋转,矢状缝与中骨盆及骨盆出口前后径相一致。

仰伸:胎头到达阴道外口时,盆底肌肉收缩,胎头枕骨以耻骨弓为支点,使胎头逐渐仰伸,胎头顶、额、鼻、口、颏相继娩出。

复位及外旋转:当胎头仰伸时,胎儿双肩径进入骨盆入口左斜径或横径上。胎头娩出后,为使胎头与胎肩成正常关系,枕部向左旋转45°称为复位。枕部继续向左转45°,以保持胎头与胎肩垂直关系,称外旋转。

胎儿娩出:胎头完成外旋转后,前肩在耻骨弓下娩出,随之后肩娩出。两肩娩出后,胎体及下肢随之顺利娩出。

2. **新生儿 Apgar 评分** 新生儿出生进行 Apgar 评分判断新生儿有无窒息及窒息的程度,以出生1分钟时的心率、呼吸、肌张力、喉反射、皮肤颜色5项体征为依据,每项体征满分为2分,总分为10分。8~10分属正常新生儿,4~7分为轻度窒息,0~3分为重度窒息。

表 6-1 新生儿 Apgar 评分表

体 征	应得分数		
	0分	1分	2分
心跳	无	<100次	≥100次
呼吸	无	浅慢不规则	哭声好
肌张力	松弛	四肢稍屈	四肢活动
喉反射	无	有些动作	咳嗽恶心
肤色	全身苍白	躯干红四肢紫	全身红润

实训六　自然分娩助产

习　题

1. 临产的主要标志是 （　　）
   A. 见红、规律宫缩、胎头下降
   B. 规律宫缩、宫颈消失、胎头下降
   C. 见红、破膜、宫口扩张
   D. 规律宫缩、宫口扩大和胎头下降
   E. 见红、破膜、宫口扩大

2. 下列哪项征象表示产妇已经进入第二产程 （　　）
   A. 阴道较多量出血　　　　　　　　　　B. 产妇屏气用力
   C. 胎头部分露于阴道口　　　　　　　　D. 产妇排尿困难
   E. 宫口开全

3. 宫口开全是指下列哪项 （　　）
   A. 6 cm　　　　　　B. 8 cm　　　　　　C. 9 cm
   D. 10 cm　　　　　　E. 11 cm

4. 初产妇第二产程,何时应开始保护会阴 （　　）
   A. 宫口开全时
   B. 胎头拨露使会阴后联合紧张时
   C. 胎头着冠时
   D. 胎头仰伸时
   E. 阴道口见胎头时

5. 关于胎盘剥离征象,下列哪项错误 （　　）
   A. 阴道少量流血　　　　　　　　　　　B. 宫底下降,呈球形
   C. 阴道口外露脐带自行向下延长　　　　D. 宫底升高,偏于一侧
   E. 用手掌尺侧按压耻骨联合上方,宫体上升脐带不再回缩

6. 新生儿娩出后的首要处理是 （　　）
   A. 清理呼吸道　　　B. 刺激呼吸　　　C. 观察皮肤颜色
   D. 观察性别　　　　E. 结扎脐带

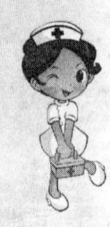

评分标准

自然分娩助产考核评分标准

班级：　　　　姓名：　　　　学号：　　　　得分：

操作顺序	操作要求		分值	评分等级				得分	主要问题
				A	B	C	D		
礼仪要求	着装整洁,符合要求 行为大方得体,语言规范,态度温和		5	5	3	1	0		
环境用物准备	环境整洁,温暖,光线充足		2	2	1	0	0		
	备齐产包、器械包、新生儿用物		3	3	2	1	0		
操作过程	核对、解释	核对产妇、告知产妇操作目的	3	3	2	1	0		
	接产准备	产妇取膀胱截石位、会阴消毒	5	5	3	1	0		
		接生者外科洗手,戴口罩,打开产包铺巾,穿手术衣、戴消毒手套	5	5	3	1	0		
	指导产妇用力	抓住产床两边把手,宫缩时用力	3	3	2	1	0		
	保护会阴	右手肘支撑在产床上拇指与其余四指分开,将治疗巾放于掌心紧贴会阴部,宫缩时胎头拨露向上向内用力保护会阴,宫缩间歇期放松	5	5	3	1	0		
	助娩胎儿	协助胎头俯曲	3	3	2	1	0		
		协助胎头仰伸,在宫缩间隙时娩出胎头	5	5	3	1	0		
		挤压下颌、口、鼻,清理呼吸道	5	5	3	1	0		
		压颈部娩出前肩	5	5	3	1	0		
		娩出后肩,松开保护会阴的手	5	5	3	1	0		
		双手配合娩出胎体和下肢	5	5	3	3	0		
		在距脐根部 15~20 cm 处用 2 把血管钳钳夹,在两钳之间剪断脐带	4	4	3	1	0		
	娩出胎盘	臀下放置聚血器	3	3	2	1	0		
		判断胎盘是否剥离(口述)	3	3	2	1	0		
		助娩胎盘、胎膜	5	5	3	1	0		
		检查胎盘、胎膜	5	5	3	1	0		
	检查软产道	检查软产道有无撕裂切口、有无延伸	5	5	3	1	0		
	整理用物	整理用物,垃圾分类处理	3	3	2	1	0		
	洗手、记录	洗手、记录	3	3	2	1	0		
综合评价	操作熟练	操作规范、无菌观念强、关爱产妇、沟通顺畅	5	5	3	1	0		
	提问	能回答相关问题	5	5	3	1	0		
总分			100						

监考教师：　　　　　　　　　　考核时间：

(盛夕曼)

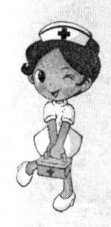

实训七 新生儿脐带处理

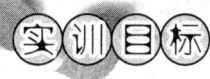

1. 通过实训了解脐带结扎用物。
2. 通过实训能熟练进行脐带结扎。

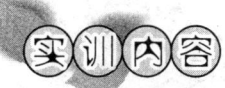

一、操作目的

结扎脐带,阻断母儿血流,处理新生儿脐带残端,防止感染,促进愈合。

二、操作准备

1. 护士准备
(1) 评估新生儿呼吸、皮肤颜色、肌肉张力情况,判断有无窒息。
(2) 操作者衣帽着装整洁,剪短指甲、洗手、戴口罩及无菌手套。
2. 物品准备 血管钳3把(其中1把为直血管钳),组织剪一把,气门芯2个,5%聚维酮碘,75%乙醇,无菌纱布两块,脐带绷带卷一个。
3. 环境准备 产房安静、整洁,温、湿度适宜。

三、操作程序

操作流程	图 解
1. 胎儿娩出后,评估新生儿情况,彻底清理新生儿呼吸道(图7-1)。	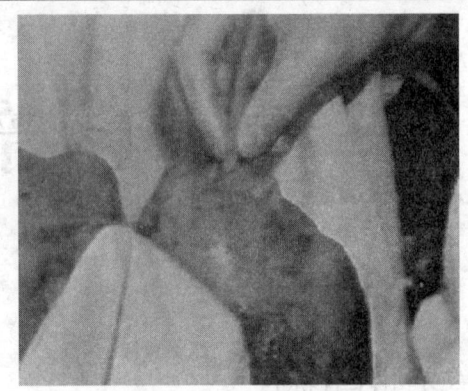 图 7-1
2. 用两把血管钳距脐轮15～20 cm处夹住脐带,阻断血流,在中间剪断脐带(图7-2)。	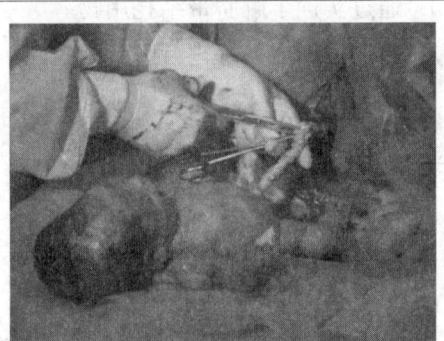 图 7-2
3. 新生儿体位摆正(图7-3)。 注意:新生儿平卧位于产台上,头端向外脚朝向术者便于操作。	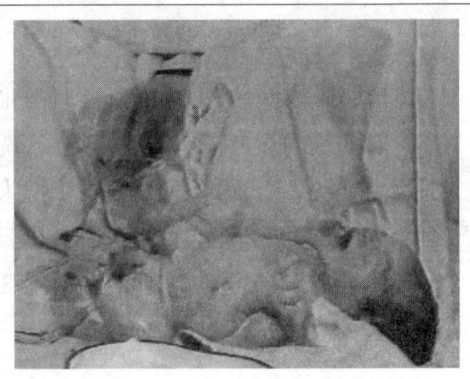 图 7-3

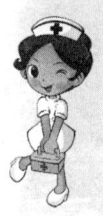

操作流程	图 解
4. 用一把直头血管钳套住 1 个气门芯，用 75% 乙醇棉球消毒脐轮上方 5 cm 的脐带及脐轮周围直径 5 cm 的皮肤(图 7-4)。	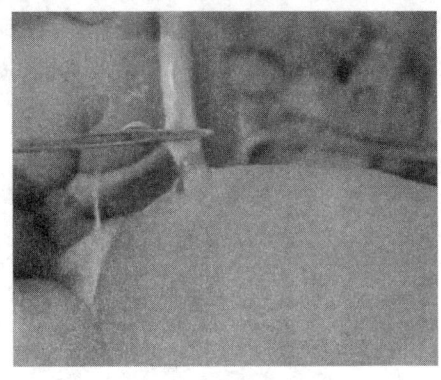 图 7-4
5. 左手拉直脐带根部上方，右手用套住气门芯的血管钳夹住距脐带根部上方 0.5～1 cm 的脐带(图 7-5)。 注意：必需夹紧，完全阻断血流。	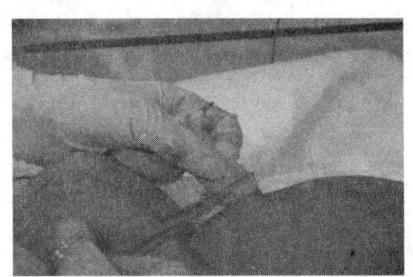 图 7-5
6. 用一块无菌纱布围在脐根部保护脐周围皮肤，用组织剪平血管钳上缘或距离血管钳上 0.5 cm 处剪断脐带(图 7-6)。	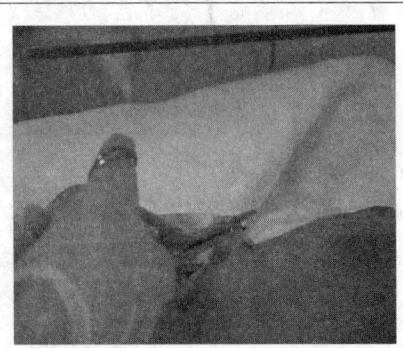 图 7-6
7. 提起气门芯上的丝线，拉长气门芯通过血管钳顶端套在脐带上后松开血管钳，气门芯收缩使脐带残端血管闭合(图 7-7)。	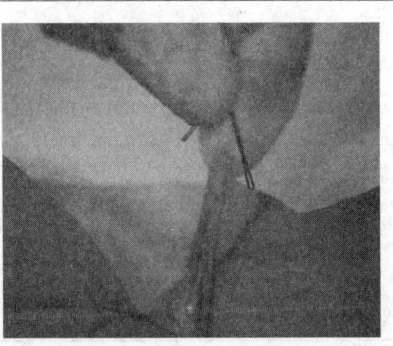 图 7-7

操作流程	图 解
8. 用纱布挤净脐带残端的余血,再用5%聚维酮碘棉球消毒脐带残端(图7-8)。	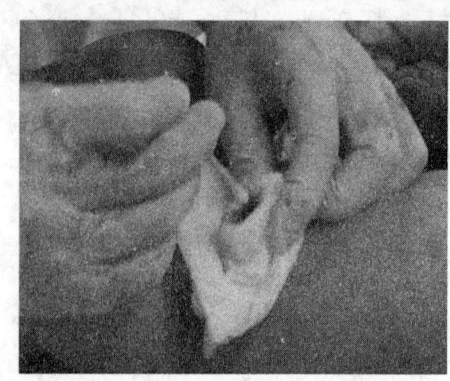 图7-8
9. 取另一块无菌纱布,包裹好脐带残端,裹上脐带卷(图7-9)。 注意:包裹脐带卷应松紧适宜,防止过紧致新生儿不适或产生损伤。	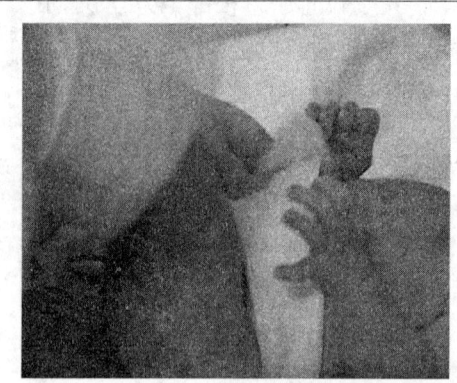 图7-9
10. 包裹新生儿(图7-10)。 注意:新生儿常规检查,查看有无产瘤、体表畸形等,让产妇辨别新生儿性别,兜好尿布,穿衣服,取侧卧位放于婴儿床。	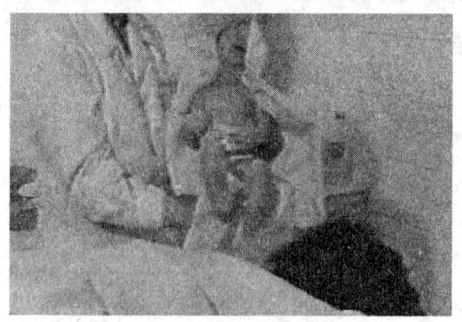 图7-10
11. 整理、记录 (1) 整理用物,按废物分类正确处理。 (2) 护士洗手,记录,签名。	

实训七 新生儿脐带处理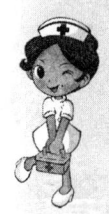

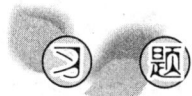

1. 脐带中的血管下列哪项是正确的 （   ）
   A. 一条脐静脉，两条脐动脉　　　　　　B. 两条脐静脉，一条脐动脉
   C. 一条脐静脉，一条脐动脉　　　　　　D. 两条脐静脉，两条脐动脉
   E. 两条脐动脉

2. 常用结扎脐带的方法是下列哪项 （   ）
   A. 双棉线结扎脐带　　B. 气门芯结扎脐带　　C. 血管钳结扎脐带
   D. 脐带夹结扎　　　　E. 缝合结扎

3. 脐带残端脱落需要多少时间 （   ）
   A. 3～5 天　　　　B. 1～3 天　　　　C. 6～7 天
   D. 7～10 天　　　E. 10～15 天

4. 脐带残端的护理措施下列哪项不妥 （   ）
   A. 保持脐带残端干燥
   B. 每日洗澡后用碘附棉球消毒
   C. 产褥期内需包裹脐带防止感染
   D. 观察脐带有无感染征象
   E. 洗澡时防止浸泡

5. 正常脐带的长度是多少 （   ）
   A. 30～50 cm　　B. 50～70 cm　　C. 30～70 cm
   D. 50～100 cm　　E. 60～100 cm

41

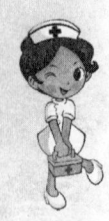

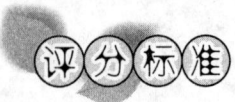

新生儿脐带处理考核评分标准

班级：　　　　　姓名：　　　　　学号：　　　　　得分：

操作顺序	操作要求		分值	评分等级				得分	主要问题
				A	B	C	D		
礼仪要求	着装整洁，符合要求 行为大方得体，语言规范，态度温和		5	5	3	1	0		
环境用物准备	环境整洁，温暖，光线充足		2	2	1	0	0		
	脐带结扎用物齐备，保持无菌状态 新生儿复苏抢救器械及药物齐全		3	3	2	1	0		
操作过程	新生儿出生立即清理呼吸道（口述）		5	5	3	1	0		
	剪断脐带	两把血管钳距脐带根部15～20 cm处夹脐带	5	5	3	1	0		
		用组织剪从中间剪断脐带	5	5	3	1	0		
	摆正新生儿体位		5	5	3	1	0		
	用血管钳套住气门芯	气门芯穿过血管钳轴节处	5	5	3	1	0		
	消毒脐带及脐周皮肤	75％乙醇棉签消毒	5	5	3	1	0		
	钳夹脐部根部	用套住气门芯的血管钳距脐带根部 0.5～1 cm 夹紧脐带	6	6	4	2	0		
	剪断脐带残端	用纱布围在血管钳下保护脐周围皮肤	4	4	2	1	0		
		组织剪平血管钳上缘或距离血管钳上 0.5 cm 处剪断脐带	7	7	5	3	1		
		提起丝线，将脐圈通过血管钳套在脐带上后松开血管钳	7	7	5	3	1		
		用纱布挤净脐带残端余血，用5％聚维酮碘酒消毒脐带残端	6	6	4	2	0		
	包扎脐带残端	用纱布包裹脐带残端，再用护脐绷带固定	6	6	4	2	0		
	包裹新生儿	检查新生儿，穿好衣物，兜好尿布	5	5	3	1	0		
	整理用物	正确处理用物	5	5	3	1	0		
	洗手、记录	洗手、记录	4	4	2	1	0		
综合评价	操作熟练	关心新生儿，手法正确，操作动作轻柔，无不良并发症	5	5	3	1	0		
	提问	能回答相关问题	5	5	3	1	0		
总分			100						

监考教师：　　　　　　　　　　考核时间：

（盛夕曼）

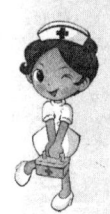

实训八 新生儿复苏

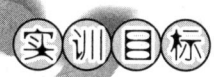

1. 通过实训认识新生儿复苏使用的器械。
2. 通过实训能熟练进行气囊正压给氧、胸外按压技术。
3. 熟悉新生儿复苏药物的作用及使用方法。
4. 能与医生配合有效抢救窒息新生儿。

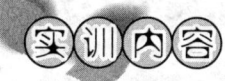

一、操作目的

抢救窒息新生儿,及时建立呼吸,恢复心脏正常跳动,保证重要器官血供,减少新生儿后遗症的发生。

二、操作准备

1. 护士准备
(1) 评估胎儿在宫内情况。
(2) 操作者衣帽着装整洁,剪短指甲、洗手、戴口罩。
2. 物品准备
(1) 物品准备:新生儿复苏辐射台、喉镜、吸引器、吸痰管或吸球、面罩气囊、氧源、各种型号气管导管、胶布、听诊器、纱布卷、治疗巾、胃管等。
(2) 复苏药物:肾上腺素、纳洛酮、扩容剂、碳酸氢钠、生理盐水、注射器、输液器等。
3. 环境准备 病室安静、整洁,温、湿度适宜。

三、操作程序

操作流程	图 解
1. 检查复苏仪器完好,辐射抢救台预热(图8-1)。	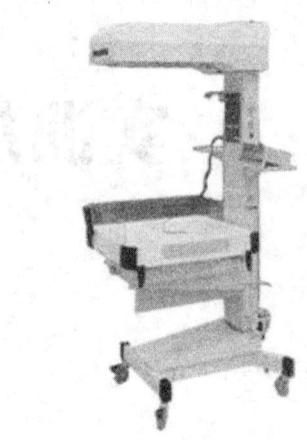 图8-1
2. 保暖 新生儿娩出后擦干身体及头部,置于辐射热源保暖区,移去湿毛巾(图8-2)。	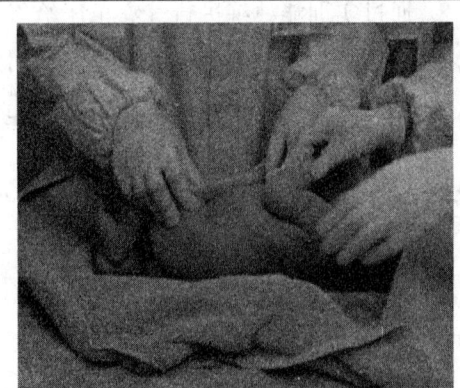 图8-2
3. 通畅气道 (1) 新生儿体位:仰卧,在肩下垫2~2.5 cm的软垫,颈部轻度仰伸。 (2) 用吸痰管或吸球先吸口腔黏液和羊水,后吸鼻腔(图8-3)。	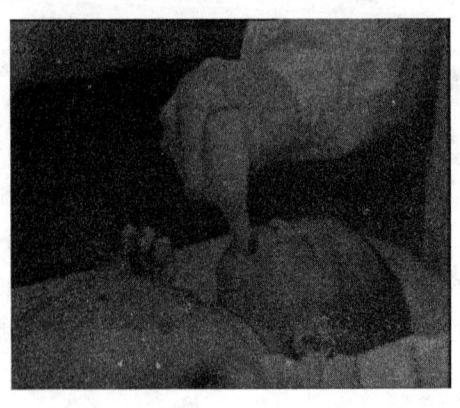

操作流程	图　解
（3）气道通畅无呼吸者轻拍足底或弹足跟，摩擦背部，进行触觉刺激，诱发呼吸。	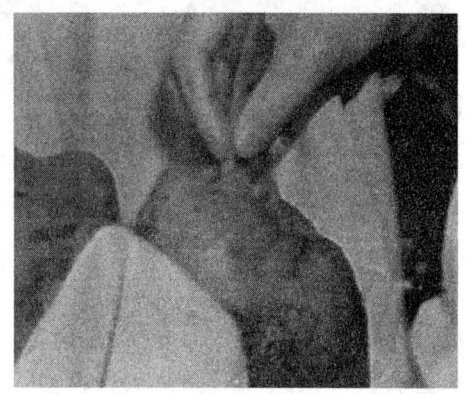 图 8-3
4. 面罩气囊正压人工呼吸 （1）选合适面罩（图 8-4），正确放置：复苏气囊接 100% 氧源，氧流量 5~10 L/min。面罩大小适宜，面罩由下颌尖扣向面部，遮盖口鼻，不遮盖眼睛，保持密闭，防止漏气。一手固定面罩，一手捏气囊（图 8-5）。 （2）通气频率 40~60 次/分钟，捏气囊需匀速进行。 注意：新生儿出生无呼吸或心率<100 次/分钟时实施。 压力不可太大，以可见胸部起伏和听诊呼吸音正常为宜。 当心率>100 次/分钟停止面罩气囊正压人工呼吸。30 秒正压通气后无规律性呼吸或心率<100 次/分钟，进行胸外按压。	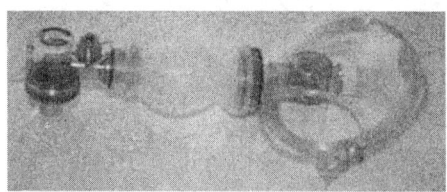 图 8-4 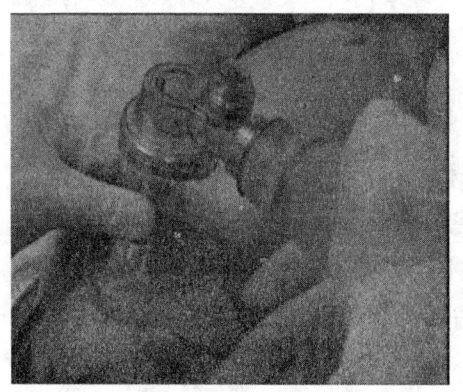 图 8-5

操作流程	图 解
5. 胸外按压 （1）按压部位：在胸骨下 1/3 处（剑突和乳突连线之间）摆放。 注意：新生儿仰卧，可用硬垫支撑新生儿背部。 （2）有两种按压方法供选择 ①拇指法：双手拇指并排于患儿胸骨体下 1/3 处，其余手指环抱胸背部，拇指末端关节弯曲，垂直向胸骨轻轻压迫，频率为 120 次/分钟，按压深度为胸廓前后径的 1/3（图 8-6）。 ②双指法：一手的中、示指并排放在胸骨体下 1/3 交界处按压。保持手指与胸廓垂直。频率为 120 次/分钟，按压深度为胸廓前后径的 1/3（图 8-7）。 注意：时间应稍短于放松时间，放松时指尖或拇指不离开胸骨。 （3）与气囊面罩呼吸配合时每按压 3 次呼吸 1 次（图 8-8）。 注意：评估症状有无改善，心率小于 60 次/分钟，继续胸外按压，若心率大于 60 次/分钟，停止胸外按压。	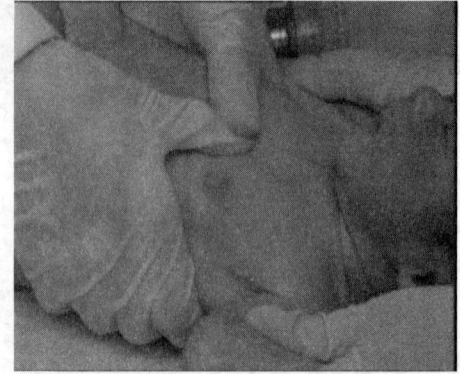 图 8-6 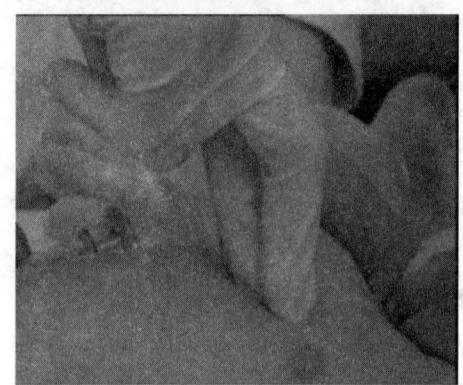 图 8-7 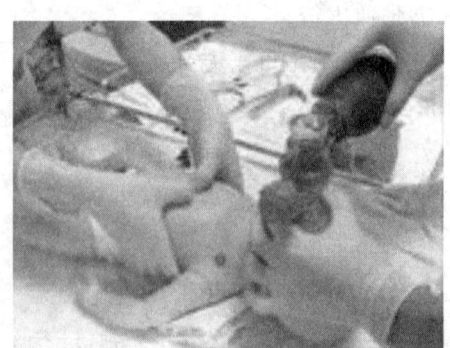 图 8-8

操作流程	图 解
5. 药物使用　刺激心跳用肾上腺素,静脉或气管注入的剂量是0.1～0.3 ml/kg 的 1∶10 000 溶液(0.01～0.03 mg/kg)(图8-9);纠正酸中毒常用5%碳酸氢钠脐静脉缓慢注释;如有药物引起的呼吸抑制用纳洛酮静脉注射;扩容用全血、生理盐水、5%白蛋白等。	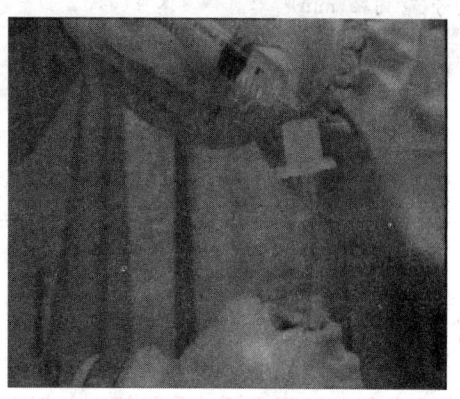 图 8-9
6. 复苏后监护　保暖,加强监测生命体征变化(图8-10)。	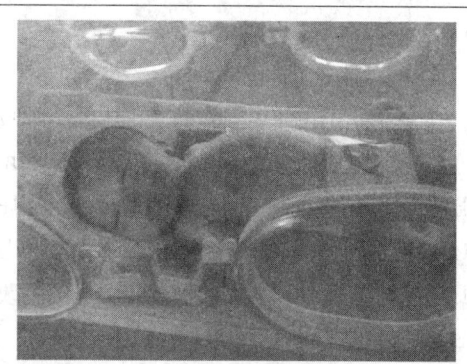 图 8-10

知识拓展

新生儿气管插管

(1) 气管插管指征:羊水胎粪污染且新生儿不是有活力的;需要长时间正压通气;气囊面罩通气效果不佳;胸外按压需要;需要注入肾上腺素;特殊指征(早产儿需注入表面活性物质,先天性膈疝)。

(2) 气管插管方法:新生儿仰卧位,肩部垫高2～2.5 cm,头部略后仰,颈部轻度仰伸。抢救者右手稳住胎头,左手握喉镜(0号叶片用于早产儿,1号用于足月儿),喉镜叶片沿舌面滑入,顶端达会厌谷,轻轻上抬喉镜,暴露声门。右手持气管套管沿口腔右侧导入管子;看准声门将管子插入,直到管子上的声带线达声门水平;右手将管子固定于患儿唇部,左手小心退出叶片及金属芯。观察呼吸时胸廓起伏情况、听双肺呼吸音等确定管子位置正确。将气管内导管连接上胎粪吸引管和吸引器抽吸气管内胎粪及分泌物,接面罩气囊正压给氧。

表 8-1 按体重和孕周不同选择导管型号

型号(管内径,mm)	体重(g)	孕周(wks)	插入深度(到上唇,cm)
2.5	<1 000	<28	6~7
3.0	1 000~2 000	28~34	7~8
3.5	2 000~3 000	34~38	8~9
3.5~4.0	>3 000	>38	9~10

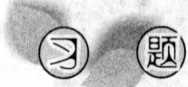

习题

1. 新生儿复苏过程中评估和决策主要根据以下哪三个体征 ( )
   A. 呼吸,血压,肤色　　　　　　　　　B. 血压,肤色,哭声
   C. 哭声,血压,心率　　　　　　　　　D. 呼吸,心率,肤色
   E. 呼吸,体重,肤色

2. 一个新生儿正在使用气囊面罩正压人工呼吸。表明正压人工呼吸有效的体征有哪些 ( )
   A. 肤色和肌张力改善;自主呼吸;心率增快
   B. 心率快速下降;有胸廓运动;可听及呼吸音
   C. 有自主呼吸;口腔分泌物减少;肌张力减低
   D. 有胸廓运动;胃区可听及声音,肤色改善
   E. 有自主呼吸,心率下降,肌张力减低

3. 当正压人工呼吸与胸外按压配合进行时大约每分钟各多少次 ( )
   A. 40 次呼吸,120 次按压　　　　　　　B. 40 次呼吸,90 次按压
   C. 30 次呼吸,60 次按压　　　　　　　D. 30 次呼吸,90 次按压
   E. 30 次呼吸,120 次按压

4. 胸外按压时,以下哪项是正确的措施 ( )
   A. 每次按压后,拇指或其他手指应抬起离开皮肤　B. 按压深度为胸廓前后径1/2
   C. 胸外按压部位在胸骨上 1/3　　　　　D. 按压节律 100 次/分钟
   E. 按压节律 120 次/分钟

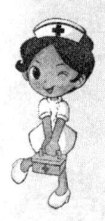

实训八 新生儿复苏

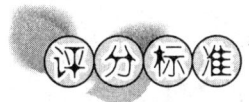

新生儿复苏考核评分标准

班级：　　　　姓名：　　　　学号：　　　　得分：

操作顺序	操作要求		分值	评分等级				得分	主要问题
				A	B	C	D		
礼仪要求	着装整洁，符合要求 行为大方得体，语言规范，态度温和		5	5	3	1	0		
环境用物准备	环境整洁，温暖，光线充足		2	2	1	0	0		
	抢救器械及药物齐全，器械连接好备用 复苏辐射台预热，检查面罩气囊的性能		3	3	2	1	0		
操作过程	新生儿出生后立即评估呼吸、心率、皮肤颜色、肌张力、喉反射		5	5	3	1	0		
	擦干身体及头部；置于辐射热源保暖区；移去湿毛巾		3	3	2	1	0		
	通畅气道	仰卧，颈部轻度仰伸	3	3	2	1	0		
		吸净口腔、鼻腔黏液和羊水，顺序及手法正确	5	5	3	1	0		
		触觉刺激诱发呼吸	3	3	2	1	0		
	面罩正压给氧	接氧源，选择合适面罩	5	5	3	1	0		
		放置面罩正确，保持密闭不漏气	5	5	3	1	0		
		挤压气囊力度适宜，频率40～60次/分钟	5	5	3	1	0		
		观察通气情况。评估操作效果，决定下一步处理	5	5	3	1	0		
	胸外按压	按压指法正确	3	3	2	1	0		
		按压部位、按压深度、速率、方法正确	7	7	5	3	1		
		同时进行正压呼吸，比率3：1，两人配合方法正确	5	5	3	1	0		
		观察通气情况。评估操作效果，决定下一步处理	5	5	3	1	0		
	药物使用	能说出各种药物的使用方法、作用	5	5	3	1	0		
	复苏过程中随时评价新生儿情况	及时评估，采取下一步抢救措施	5	5	3	1	0		
	复苏后监护	保暖，加强监测生命体征变化	5	5	3	1	0		
	整理用物	正确处理用物	3	3	2	1	0		
	洗手、记录	记录复苏过程	3	3	2	1	0		
综合评价	操作熟练	关心新生儿，手法正确，操作动作轻柔，无不良并发症	5	5	3	1	0		
	提问	能回答相关问题	5	5	3	1	0		
总分			100						

监考教师：　　　　　　　　考核时间：

（盛夕曼）

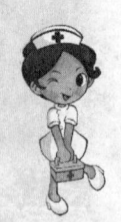

实训九 产褥期会阴擦洗

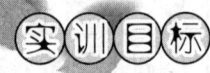

1. 掌握会阴擦洗前的准备、操作方法。
2. 熟悉会阴切口各种异常情况的护理。

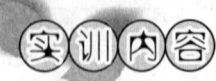

一、操作目的

1. 保持会阴及肛周的局部清洁，促进产妇舒适。
2. 预防或减少切口感染，促进切口的愈合。

二、操作准备

1. 护士准备　着装整洁，戴口罩，清洁双手。
2. 产妇准备　排空膀胱。
3. 物品准备　治疗车、治疗盘、无菌治疗碗、无菌镊2把、无菌纱布、无菌棉球、橡胶单和治疗巾或一次性会阴垫、药液(5%聚维酮碘，1∶1 000苯扎溴铵或1∶5 000高锰酸钾溶液等)。
4. 环境准备　关闭门窗、调节室温、光线明亮，拉床帘，注意保护产妇隐私。

三、操作程序

操作流程	图　解
1. 问候与解释　护士向产妇作自我介绍,简介会阴擦洗的过程,取得产妇配合。	
2. 核对与评估　核对产妇的姓名、床位和一般资料,评估其一般情况及分娩时情况。 注意:评估时注意了解分娩的过程,有无软产道损伤、阴道出血等情况。	
3. 体位安置　协助产妇脱去一侧裤腿,取屈膝仰卧位,双腿向外分开,充分暴露会阴部。臀下垫橡胶单和治疗巾或一次性会阴垫,弯盘放在产妇的两腿之间(图9-1)。 注意:臀下垫单、擦洗物品一人一换,以防交叉感染。	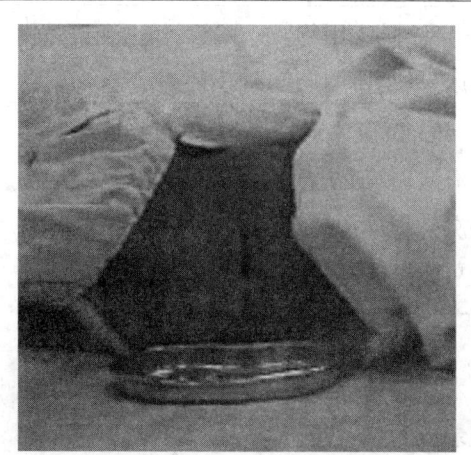 图9-1
4. 会阴擦洗 (1) 两手各持一把小镊子,其中一把用于夹取无菌消毒棉球,另一把接过消毒棉球进行擦洗(图9-2)。 注意:严格执行无菌技术原则,两把镊子不可混用。	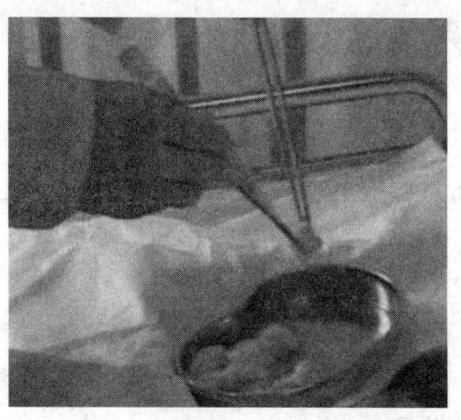 图9-2

操作流程	图 解
（2）会阴擦洗顺序：自上而下，由内向外，由阴道前庭、小阴唇、大阴唇、阴阜、大腿内侧1/3至会阴、肛门，或以切口为中心，逐渐向外擦洗(图9-3)。 注意：擦洗动作轻稳、擦洗顺序清楚，每个棉球限用一个部位。注意观察会阴切口的愈合情况及周围有无红肿、炎性分泌物等，留置尿管者注意尿管是否通畅，避免脱落、扭曲和受压。	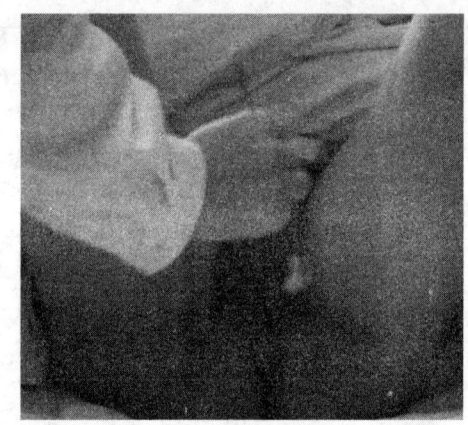 图9-3
5. 撤去用物，放在治疗车下层，整理床单位，协助产妇穿好衣裤。	
6. 健康宣教　指导产妇要保持外阴清洁，及时更换会阴垫，便后要及时擦洗会阴。指导产妇健侧卧位，减少恶露对切口的刺激。	
7. 整理、洗手、记录　用物按消毒技术规范处理，垃圾分类处理。洗手后记录会阴切口及恶露等情况。	

知识拓展

1. 产后会阴切口红肿、水肿者，可用50%硫酸镁或95%乙醇湿热敷，24小时后可用神灯照射外阴。怀疑会阴切口感染者，应提前拆线；伤口愈合不佳者，在产后7～10日用1∶5 000高锰酸钾溶液坐浴。

2. "神灯"是什么？

（1）是特定电磁波治疗器的治疗板，汉语拼音缩写为"TDP"，俗称"神灯"。具有消炎、消肿、止痛、止痒、止泻安眠、减少渗液、活血化瘀、加强新陈代谢、促进上皮生长、调整机能作用。

（2）TDP使用的注意事项：首先是注意使用温度，严格掌握治疗板(头)与皮肤、患部的距离，儿童、瘫痪病人使用时，应有专人监护，护理人员严格调整控制，避免烫伤。

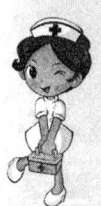

3. 外阴冲洗

(1) 外阴冲洗适用于产褥期妇女、妇产科术后留置尿管者；经外阴、阴道手术后患者；急性外阴炎患者等。

(2) 外阴冲洗主要方法：准备用物时在外阴擦洗的基础上还须冲洗壶和便盆；冲洗时应以无菌纱布堵住阴道口，以防液体进入生殖道；操作者一手持冲洗壶，自耻骨联合处缓慢将冲洗液倒出，另一手持卵圆钳夹持棉球擦洗外阴，顺序自上而下，由外向内，双手协调配合，外阴擦洗干净后取出阴道口棉球；冲洗液温度一般在 41～43 ℃。

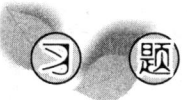

1. 关于会阴护理叙述正确的是　　　　　　　　　　　　　　　　　　　　　　　（　）
   A. 协助患者取平卧位
   B. 每次擦洗时用棉球按由内向外，自上而下的顺序
   C. 先清洁肛门，再清洁尿道口周围
   D. 留置尿管者，先从远端开始再到尿道口周围
   E. 擦洗时棉球可以反复使用以节约耗材

2. 方女士，足月分娩，会阴侧切娩出一男婴，产后第二天，会阴伤口有水肿，无分泌物，压痛（一），此产妇会阴护理不妥的是　　　　　　　　　　　　　　　　　　　　（　）
   A. 保持会阴清洁、干燥
   B. 每日用苯扎溴铵棉球擦洗 2 次
   C. 50%硫酸镁湿敷
   D. 每日坐浴 2 次
   E. 局部红外线照射

3. 某初产妇，28 岁。会阴侧切娩出一女婴。产后第 3 天，检查会阴伤口红、肿，有压痛。护理伤口暂不能采用的措施为　　　　　　　　　　　　　　　　　　　　　　（　）
   A. 烤灯照射　　　　　　　　　　　　B. 95%乙醇湿热敷
   C. 50%硫酸镁湿热敷　　　　　　　　D. 1∶5 000 高锰酸钾坐浴
   E. 必要时提早拆线

4. 关于产妇产后会阴护理的描述，正确的是　　　　　　　　　　　　　　　　　（　）
   A. 可使用 1∶200 苯扎溴铵溶液冲洗
   B. 可使用 1∶500 聚维酮碘溶液冲洗
   C. 可使用 1∶500 高锰酸钾溶液冲洗
   D. 会阴部有水肿者，可用 50%硫酸镁湿热敷
   E. 嘱产妇向会阴伤口侧卧，以便于分泌物流出

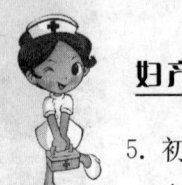

5. 初产妇,产后 2 天会阴侧切口红肿,给予局部湿热敷,宜选择 ( )
   A. 1%乳酸溶液   B. 5%聚维酮碘   C. 2%碳酸氢钠溶液
   D. 50%硫酸镁溶液   E. 1∶5 000 高锰酸钾

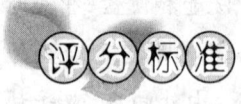

会阴擦洗评分标准

班级:　　　　　姓名:　　　　　学号:　　　　　得分:

操作项目		考评要求	分值	评分等级				得分	存在问题
				A	B	C	D		
素质要求		着装整洁、态度和蔼、举止大方、沟通有效	5	5	4	3	2~0		
评估、核对		核对产妇姓名、床位和一般资料,评估其一般情况及分娩时情况	5	5	4	3	2~0		
准　备		护士洗手、戴口罩;产妇排空膀胱;环境清洁温暖,光线充足,遮挡产妇	6	6	4	3	2~0		
		用物备齐、摆放有序	4	4	3	2	1~0		
操作程序	体位安置	屈膝仰卧位,双腿向外分开,充分暴露会阴部	10	10	8	6	4~0		
	铺臀单	臀下铺垫单,动作敏捷	10	10	8	6	4~0		
	取物	弯盘、治疗碗摆放恰当,夹取无菌消毒棉球,无菌观念强,动作协调	10	10	8	6	4~0		
	擦洗	会阴擦洗顺序正确,无菌观念强,动作熟练,良好沟通	30	30	25	20	10~0		
操作后处理		协助产妇穿好衣裤整理床单位;整理用物;洗手、记录	6	6	4	3	2~0		
健康宣教		指导产妇注意事项	5	5	4	3	2~0		
综合评价		动作轻柔、关爱产妇、方法正确、评估全面	4	4	3	2	1~0		
提问		能回答相关问题	5	5	4	3	2~0		
总分			100						

监考教师:　　　　　　　　　　考核时间:

(王　侠)

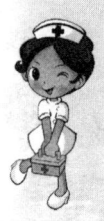

实训十 乳房护理

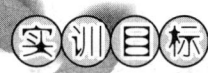

1. 掌握乳房护理前的准备工作及操作方法。
2. 能进行母乳喂养指导。

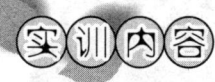

一、操作目的

1. 刺激乳房,促进乳汁分泌。
2. 避免乳汁淤积,减少产后乳房肿胀疼痛,减少急性乳腺炎的发生。

二、准备

1. 护士准备　护士着装整洁,戴口罩,洗手。
2. 产妇准备　取舒适体位,放松,注意保暖。
3. 物品准备　治疗车、治疗盘、弯盘、镊子或止血钳、无菌纱布块、无菌干棉球、盛奶容器。
4. 环境准备　关闭门窗,调节室温,光线明亮,拉床帘,保护产妇隐私。

三、操作程序

操作流程	图 解
1. 问候与解释　护士向产妇作自我介绍,简介乳房护理的操作目的及注意事项,取得产妇配合。	
2. 核对与评估　核对产妇的姓名、床位,评估母乳喂养情况。	
3. 观察乳房 (1) 协助产妇放松,取舒适体位,解开上衣钮扣,露出乳房(图10-1)。 注意:可将产妇的床头摇高,背部靠在被褥上。 (2) 通过视诊与触诊,观察乳房有无异常。 注意:观察产妇是否有乳头凹陷、乳头皲裂、乳胀;乳房是否变硬、疼痛、局部潮红、腋下淋巴结压痛等。	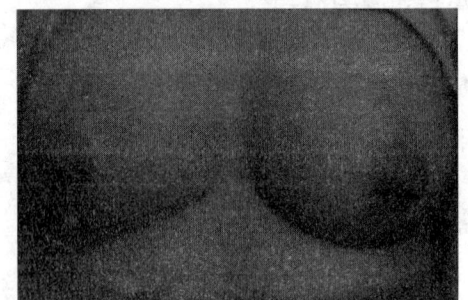 图 10-1
4. 清洁乳房　用镊子(或止血钳)夹取蘸有温开水的棉球清洗乳头和乳晕(图10-2)。 注意:顺序从乳头开始,由中央向外擦洗整个乳房。乳头若有痂皮,可用植物油去除后再擦洗。	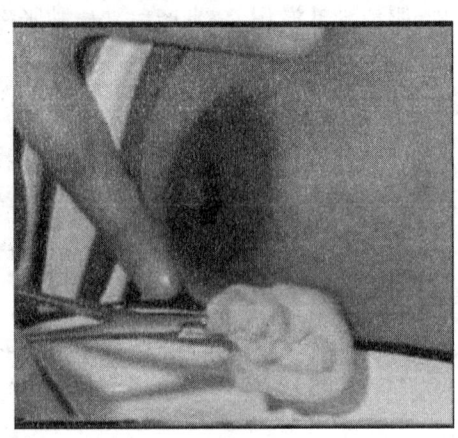 图 10-2

操作流程	图　解
5. 按摩乳房 （1）双手大拇指与四指分开，水平按摩、螺旋按摩乳房，同时可牵拉乳头（图10-3，图10-4）。	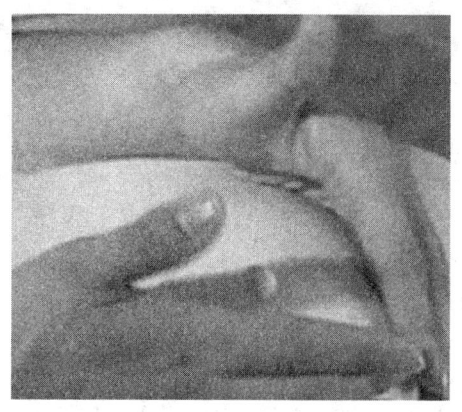 图 10-3 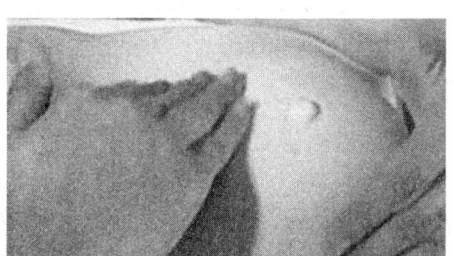 图 10-4
（2）由乳房四周朝乳头方向，顺着乳腺管纵向推压至乳晕、乳头（图10-5）。 注意：按摩前可先热敷，效果更佳。	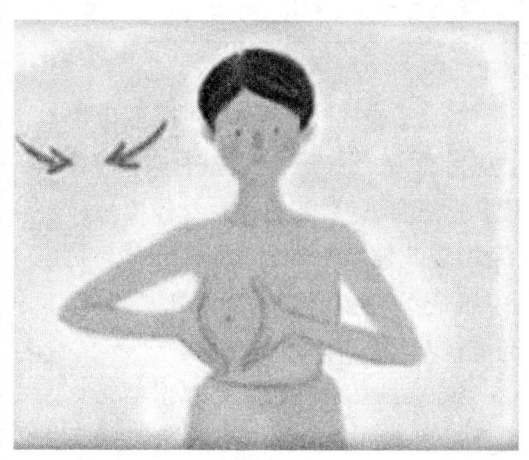 图 10-5

操作流程	图　解
6. 挤奶 （1）护士或家属备好盛奶的容器靠近乳房。 （2）将拇指和示指呈"C"形放在乳晕上方距乳头根部约 2 cm 处，两指相对，其他手指托住乳房。拇指和示指向胸壁方向挤压，反复一压一放（图 10-6）。 注意：挤压时避免用力过大、挤压过深，以免压闭乳腺管；挤压时手指固定，不得在皮肤表面滑动，不得挤压乳头。 （3）按同样方法在乳房各个方向挤压乳晕，一侧乳房至少挤压 3~5 分钟，乳汁排出减少后挤压另一侧乳房，持续时间 20~30 分钟为宜。 注意：在分娩后的前几天，乳汁分泌量较少，挤奶时间可长一些。	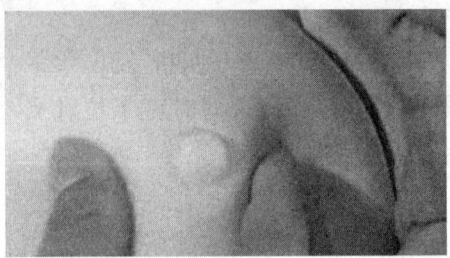 图 10-6
7. 母乳喂养指导 （1）正确的哺乳姿势：可采取坐位或侧卧位等。一般取坐位时母亲抱着婴儿贴近自己，婴儿的头及身体应呈一直线，婴儿的脸对着乳房，鼻子对着乳头（若是新生儿，母亲不能只托其头部，还应托着其臀部）（图 10-7）。 注意：哺乳时防止乳房阻塞婴儿口鼻导致窒息；可使用托乳法、剪刀手法控制奶量，防止呛奶。	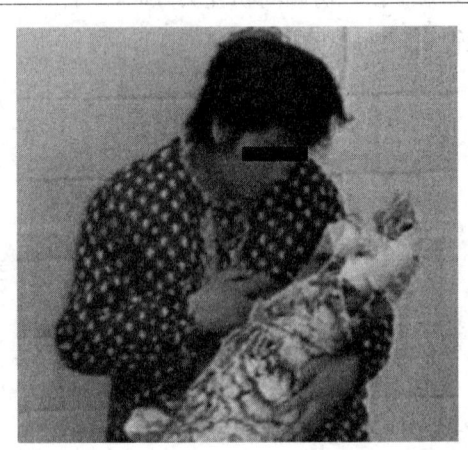 图 10-7

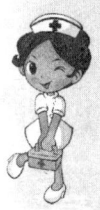

操作流程	图 解
（2）正确的含接姿势：指导产妇用乳头轻触婴儿口唇，出现觅食动作后将乳头放入婴儿口中，吸入乳头和大部分的乳晕，吸吮时能看到面颊鼓起或听到吞咽声（图 10-8）。 注意：哺乳时宜吸空一侧乳房后再换另一侧，利于乳汁分泌；提倡纯母乳喂养，不可随意给新生儿添加水或其他饮品。 （3）哺乳时间：一般于出生后 30 分钟内进行母子间的早接触和早吸吮，促进乳汁分泌。以后实行按需喂哺，每次哺乳 15～20 分钟，间隔时间不超过 3 小时。 注意：产妇患有活动性肺结核、急性肝炎、严重的心肾疾病和慢性消耗性疾病时不宜哺乳。 （4）哺乳完毕：用示指轻压婴儿下颌取出乳头。婴儿竖着抱起，让其头部紧靠在母亲肩上，用手掌轻轻拍其背部，帮助胃内的空气排出，然后将婴儿置于侧卧位，以防溢乳和呕吐（图 10-9）。 注意：哺乳结束后可挤出乳汁涂抹在乳头上，以防乳头皲裂。	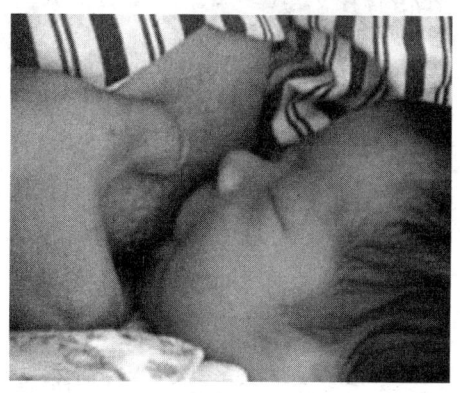 图 10-8 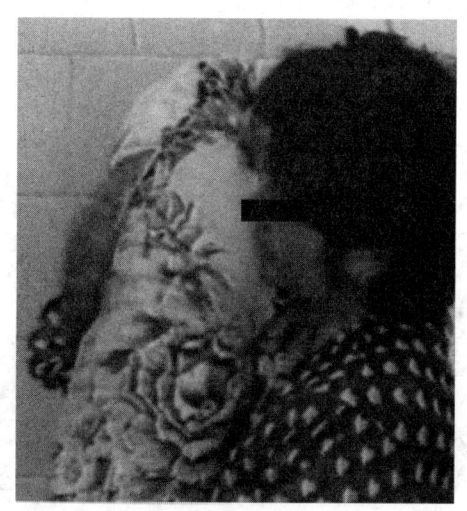 图 10-9
8. 撤去用物，放在治疗车下层，整理床单位。	
9. 健康宣教　指导产妇要佩戴合适乳罩，若出现乳房胀痛需及时挤出乳汁，指导产妇多饮汤类，增加吸吮次数以促进乳汁分泌；保证睡眠以免过度劳累影响乳汁分泌。	
10. 整理用物，洗手后记录操作情况。	

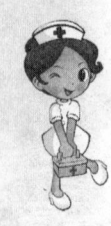

知识拓展

1. 母乳喂养有哪些优点？

（1）母乳是婴儿最理想的天然食物：母乳中含有丰富的乳清蛋白、必需脂肪酸、维生素等；母乳中铁的含量与牛乳相同，但母乳中的铁 50% 都可被吸收，牛乳中的铁只有 10% 能被吸收。母乳中的钙 40% 都可以被吸收，牛乳中的钙只有 10% 能被吸收。母乳含有的营养素易于婴儿的消化和吸收，有助于婴儿发育。

（2）母乳含有免疫活性物质，增强婴儿的抗感染能力。

（3）母乳温度适宜，污染少，喂哺方便、经济。

（4）母乳喂养有利于母婴之间的感情交流，促进母婴心理健康，有助于婴幼儿的智能发育。

（5）母乳喂养可促进子宫收缩，减少阴道出血，预防产后出血。减少母亲乳腺癌、卵巢癌的危险，保护母亲健康。

2. 分娩后早吸吮的重要性　分娩后早吸吮可促进垂体分泌缩宫素和催乳素，使乳腺泌乳，刺激子宫收缩，减少产后出血。因新生儿的觅食反射最强，早吸吮还可以锻炼婴儿的吸吮能力。

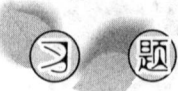

1. 关于早吸吮叙述正确的是　　　　　　　　　　　　　　　　　　　　　　　　（　）
   A. 生后 30 分钟内婴儿开始吸吮母亲乳头
   B. 生后 1 小时内婴儿开始吸吮母亲乳头
   C. 生后 2 小时内婴儿开始吸吮母亲乳头
   D. 生后 3 小时内婴儿开始吸吮母亲乳头
   E. 生后 4 小时内婴儿开始吸吮母亲乳头

2. 有关母乳喂养的注意事项下列哪项说法不正确　　　　　　　　　　　　　　　（　）
   A. 哺乳前应洗净双手　　　　　　　　　B. 不要两侧乳房交替喂哺
   C. 帮助婴儿正确含接　　　　　　　　　D. 哺乳姿势要正确
   E. 哺乳后要将婴儿竖抱轻拍背部，排出空气

3. 有关母乳喂养的好处下列哪项说法不正确　　　　　　　　　　　　　　　　　（　）
   A. 营养丰富　　　　　　B. 易消化吸收　　　　　　C. 有利于增进母婴感情
   D. 不利于子宫收缩　　　E. 有利于增强婴儿免疫力

4. 严重奶胀常见原因是　　　　　　　　　　　　　　　　　　　　　　　　　　（　）
   A. 营养过剩　　　　　　B. 催乳素水平高　　　　　C. 喂哺次数少

D. 产后抑郁　　　　　E. 喂哺次数过频

5. 防止溢奶可采取的方法是 ( )

A. 哺乳后将婴儿横抱数分钟

B. 哺乳后将婴儿仰卧放在床上

C. 哺乳后将婴儿竖立抱起轻拍背部即可

D. 哺乳后让婴儿尽快入睡

E. 哺乳后要将婴儿竖立抱起轻拍背部,帮助排出咽下的空气

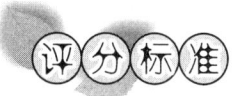

乳房护理评分标准

班级：　　　　姓名：　　　　学号：　　　　得分：

操作项目		考评要求	分值	评分等级				得分	存在问题
				A	B	C	D		
素质要求		着装整洁、态度和蔼、举止大方、有效沟通	5	5	4	3	2～0		
评估、核对		核对产妇姓名、一般资料,评估母乳喂养	5	5	4	3	2～0		
准备		护士洗手、戴口罩;产妇体位舒适;环境清洁温暖,光线充足,遮挡产妇	6	6	4	3	2～0		
		用物备齐、摆放有序	4	4	3	2	1～0		
操作程序	观察乳房	视诊、触诊方法正确	5	5	4	3	2～0		
	清洁乳房	清洗干净,动作轻柔	10	10	8	6	4～0		
	按摩乳房	手法正确、用力适度	15	15	12	9	6～0		
	挤奶	摆好盛奶器、手法规范、双乳交替进行,时间20～30分钟	15	15	12	9	6～0		
	母乳喂养指导	喂哺姿势合适、动作正确;合理控制乳汁排出速度;哺乳后指导排出胃内空气	15	15	12	9	6～0		
操作后处理		整理床单位;整理用物;洗手、记录	6	6	4	3	2～0		
健康宣教		指导产妇注意事项	5	5	4	3	2～0		
综合评价		关爱产妇、方法正确、评估全面	4	4	3	2	1～0		
提问		能回答相关问题	5	5	4	3	2～0		
总分			100						

监考教师：　　　　　　　　　考核时间：

(王　侠)

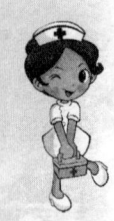

实训十一　新生儿沐浴

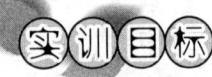

1. 掌握新生儿沐浴前的准备工作及操作方法。
2. 熟悉新生儿脐部及臀部护理。

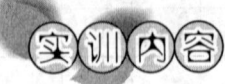

一、操作目的

1. 清洁皮肤,预防皮肤感染。
2. 促进血液循环,使新生儿舒适。
3. 有利于体温调节,提高新生儿适应环境的能力。

二、准备

1. 护士准备
（1）护士着装整洁,戴口罩,系好围裙。
（2）修平指甲,取下手表、戒指等饰物,衣服口袋内无锐利物品。
（3）六步洗手法清洁双手。
2. 新生儿准备　哺乳后1小时进行,避免新生儿过度饥饿或溢乳。
3. 物品准备
（1）沐浴池:使用一次性中单铺好沐浴垫。
（2）洗浴物品:大浴巾、小毛巾、换洗衣服、尿片、婴儿专用的沐浴露、润肤露、护臀膏、眼药水、电子秤、新生儿远红外线辐射台。
（3）脐护理盘:消毒棉签、消毒纱布、75％乙醇、脐带护理包。
（4）水温调节:38～42 ℃,先放凉水再放热水,可用温度计或手腕内侧试水温。
4. 环境准备　关闭门窗,避免对流风,调节室温至26～28 ℃,光线柔和,可播放轻柔

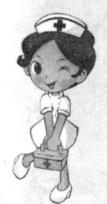

的音乐增加沐浴气氛。

三、操作程序

操作流程	图　解
1. 问候与解释　护士向新生儿的家长作自我介绍，简介沐浴过程，取得家长配合。	
2. 核对与评估 （1）核对母亲的姓名、床位和新生儿腕带，了解新生儿的性别、日龄。 （2）将新生儿置于操作台上，松解衣物，检查身体，了解脐带情况及有无红臀，评估新生儿一般情况。 （3）脱去衣物，解开脐带卷，撤除尿片，用尿片一侧擦净臀部，称量体重（图11-1）。 注意：新生儿出生后体温不稳定、患有疾病或早产儿暂不沐浴。健康的新生儿生后第2天即可沐浴。	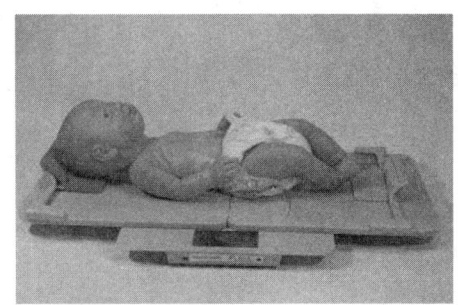 图 11-1
3. 洗头面部 （1）护士抱起新生儿至沐浴台前，用左前臂托住新生儿背部，右手将小方巾浸湿后拧干擦洗面部，顺序为眼部（由内眦洗向外眦）、额头、鼻翼、面颊、外耳、下颌。 注意：沐浴前再次测试水温，温热沐浴垫。 （2）右手掌心抹上沐浴露搓成泡沫后，搓洗头和耳后，冲净沐浴露后擦干头面部（图11-2）。 注意：用左手中指、拇指将双侧耳郭压向前盖住外耳道，防止水流入耳道引发感染。	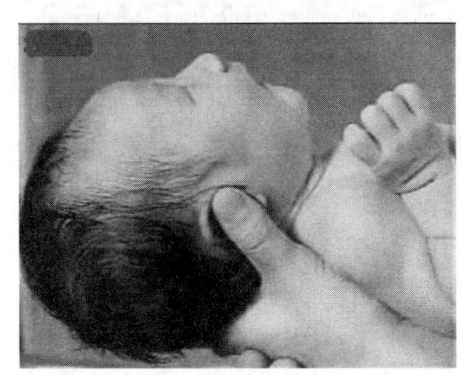 图 11-2

操作流程	图　解
4. 洗全身 （1）护士左手掌托住新生儿头颈部，左手拇指和其余四指握住新生儿左上臂和腋窝处，依次清洗颈部、腋下、上肢、手、胸腹部、下肢、腹股沟、会阴及肛周（图11-3）。 注意：沐浴时需特别注意皮肤皱褶处、臀部。 （2）调转新生儿于护士右前臂上，洗净背部，抱回沐浴台，用大浴巾擦干全身（图11-4）。 注意：沐浴时动作应轻柔、快捷，注意观察新生儿一般情况，不能离开新生儿，以防受凉或发生意外。	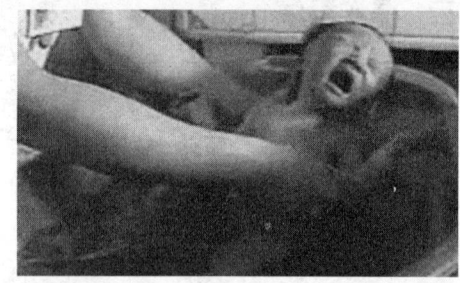 图 11-3 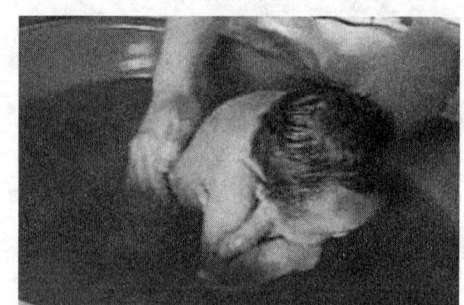 图 11-4
5. 沐浴后处理 （1）脐部护理：用干棉签拭干脐轮周围的水，再用75%乙醇棉签消毒脐轮及脐带残端，最后用脐带卷包扎（图11-5）。 （2）眼、鼻护理：分别用2根棉签卷净鼻孔、外耳道水，双眼滴抗生素眼药水。 （3）更换尿片，穿好衣服，裹好包被，注意保暖，再次检查腕带，核对新生儿信息。 注意：使用尿片时高度勿超过脐部，以防尿粪污染。新生儿红臀时可涂抹5%鞣酸软膏。使用爽身粉不宜过多，以免出汗后结块刺激皮肤；扑粉时注意保护新生儿口腔、鼻腔，以防误吸。	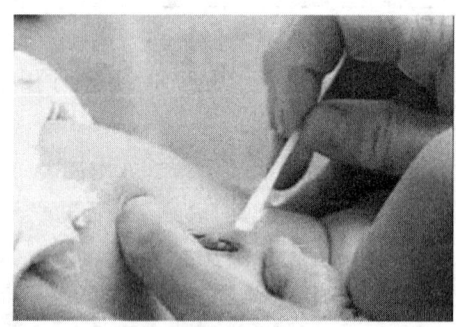 图 11-5

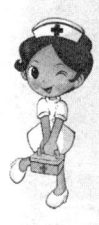

实训十一 新生儿沐浴

操作流程	图 解
6. 健康宣教 将新生儿送回母婴同室,核对产妇信息和腕带信息是否一致;指导母亲注意观察新生儿食奶、睡眠、大小便情况;进行母乳喂养、新生儿日常护理等指导。	
7. 整理用物、洗手、记录 撤去一次性中单,清洗浴池,整理沐浴台,用物严格消毒,垃圾分类处理。洗手后记录新生儿(皮肤、脐带等)情况。	

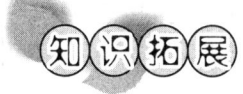

新生儿的第一次沐浴

新生儿出生后若情况稳定,次日白天可进行第一次沐浴。由于刚出生的新生儿全身皮肤,尤其是皮肤皱褶处有很多胎脂,可使用少量液状石蜡油擦拭后再进行沐浴。

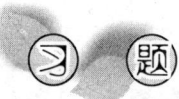

1. 新生儿沐浴的水温不宜在　　　　　　　　　　　　　　　　　　　　　　　(　　)
   A. 38～40 ℃　　　B. 38～41 ℃　　　C. 39～42 ℃
   D. 38～42 ℃　　　E. 48～50 ℃

2. 脐带的护理一般使用的消毒剂是　　　　　　　　　　　　　　　　　　　　(　　)
   A. 20%高锰酸钾　　B. 75%乙醇　　　C. 70%乙醇
   D. 95%乙醇　　　　E. 5%碘酊

3. 有关新生儿脐带护理的措施,错误的是　　　　　　　　　　　　　　　　　(　　)
   A. 沐浴后用75%乙醇消毒残端
   B. 脐带9～10天脱落
   C. 有分泌物时可涂1%甲紫
   D. 有肉芽组织时用2.5%硝酸银点灼
   E. 脐部保持清洁干燥,防止发生脐炎

4. 关于新生儿沐浴,错误的概念是　　　　　　　　　　　　　　　　　　　　(　　)
   A. 清洁皮肤　　　　B. 促进血液循环　　C. 使新生儿舒适安静

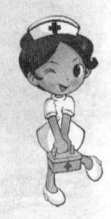

D. 水温 38～40 ℃　　　E. 室温 18～20 ℃

5. 关于新生儿沐浴的注意事项,错误的是　　　　　　　　　　　　　　　　(　　)

　　A. 不要将水流入耳鼻　　　　　　　　B. 避免扑粉进眼或呼吸道

　　C. 皮肤感染者予以隔离　　　　　　　D. 防止新生儿受凉

　　E. 操作者可以离开新生儿

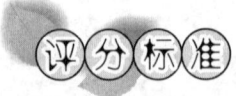

新生儿沐浴评分标准

班级：　　　　姓名：　　　　学号：　　　　得分：

操作项目		考评要求	分值	评分等级				得分	存在问题
				A	B	C	D		
素质要求		着装整洁、态度和蔼、举止大方、有效沟通	5	5	4	3	2～0		
评估、核对		核对产妇姓名、新生儿信息,评估新生儿健康状况	5	5	4	3	2～0		
准　　备		护士洗手、戴口罩、系围裙;新生儿沐浴时间适宜;环境清洁温暖,光线明亮,关闭门窗	6	6	4	3	2～0		
		用物备齐、摆放有序、测试水温方法正确、温热浴垫	4	4	3	2	1～0		
操作程序	面部清洗	擦洗双眼用小毛巾不同部位;擦洗面部顺序正确、擦洗干净	10	10	8	6	4～0		
	头部清洗	保护措施得当,清洗方法正确,动作轻柔	10	10	8	6	4～0		
	全身清洗	手势恰当,清洗顺序正确,动作轻柔、迅速,注意皮肤皱褶处,注意观察新生儿,有语言交流	20	10	8	6	4～0		
	脐部护理	注意无菌操作,动作熟练	10	10	8	6	4～0		
	浴后护理	穿好衣服、裹好包被,注意保暖,与家长核对交接无误	10	10	8	6	4～0		
操作后处理		清洗浴池、整理用物、洗手、记录	6	6	4	3	2～0		
健康宣教		指导产妇新生儿沐浴后观察和日常护理	5	5	4	3	2～0		
综合评价		爱护新生儿、无菌观念强、动作轻巧、协调、沉稳	4	4	3	2	1～0		
提问		能回答相关问题	5	5	4	3	2～0		
总分			100						

监考教师：　　　　　　　　　　　　　　考核时间：

(王　侠)

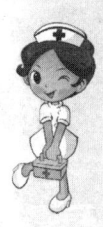

实训十二 婴儿抚触

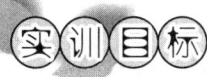

1. 掌握婴儿抚触前的准备工作及操作方法。
2. 熟悉婴儿抚触的目的和注意事项。

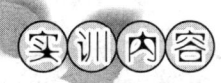

一、操作目的

1. 促进母婴之间的情感交流,提高母乳喂养率。
2. 促进新生儿神经系统的发育,提高新生儿应激能力和情商,促进睡眠。
3. 促进食物吸收、激素分泌(促胃蛋白酶、胰岛素等),增加摄奶量,促进体重增长。
4. 加快新生儿免疫系统的完善,提高免疫力,促进新生儿生长发育。

二、准备

1. 护士准备
(1) 护士着装整洁,戴口罩。
(2) 修平指甲,取下手表、戒指等饰物,衣服口袋内无锐利物品。
(3) 六步洗手法清洁双手。
2. 新生儿准备　一般建议在沐浴后,两次哺乳之间,新生儿清醒,不疲倦,不烦躁时进行。
3. 物品准备　抚触操作台、大毛巾、清洁衣服、尿片、新生儿润肤油、必要时准备脐护理或臀部护理物品。
4. 环境准备　关闭门窗,避免对流风,调节室温至26~28 ℃,光线柔和,可播放轻柔的音乐增加抚触气氛。

三、操作程序

操作流程	图　解
1. 问候与解释　护士向家长作自我介绍,简介操作目的及过程,取得家长配合。	
2. 核对与评估 (1) 核对母亲的姓名、床位和新生儿腕带,了解新生儿的性别、日龄。 (2) 将新生儿置于操作台上,松解衣物,取舒适体位,检查全身皮肤情况。 注意:病情危重、全身皮疹或有脓疱、疾病治疗中、太饱或太饿的新生儿不宜进行抚触。	
3. 头面部　操作者取适量婴儿润肤油在手中轻轻摩擦,温暖双手。 (1) 操作者两拇指指腹从新生儿眉间向两侧推至发际(图 12-1)。 注意:避免新生儿的眼睛接触到润肤油,不小心接触者用清水冲洗。 (2) 操作者用拇指从新生儿下颌部中央向两侧以上滑行推压止于耳前,使上下唇形成微笑状(图 12-2)。 注意:抚触过程中注意与新生儿交流,注意新生儿的反应。	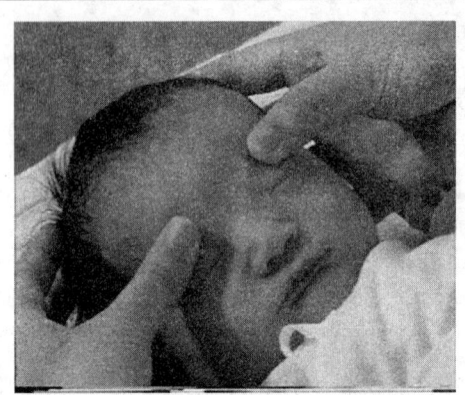 图 12-1 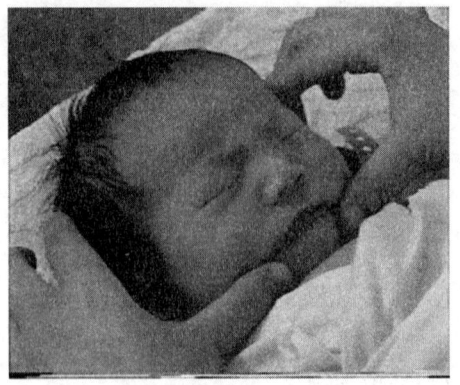 图 12-2

操作流程	图 解
（3）操作者一手托婴儿头部，另一手的指腹从前额发际抚向脑后，最后示指、中指分别在耳后乳突部轻压。换手后，同法抚触另一侧（图12-3）。 注意：新生儿皮肤娇嫩，抚触手法要轻柔、用力适宜。	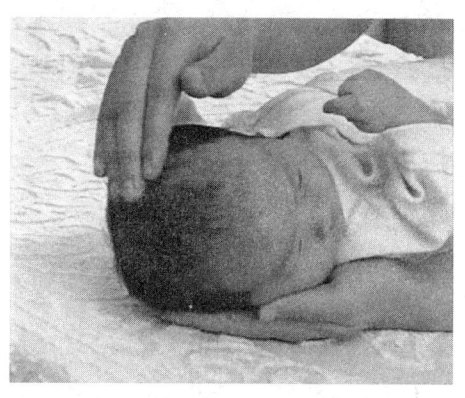 图12-3
4. 胸部　操作者双手放在新生儿两侧肋缘，从肋缘下向对侧上方交叉推进至肩部，在胸部划一个大交叉（图12-4）。 注意：避开新生儿的乳腺，不强迫新生儿保持固定姿势。	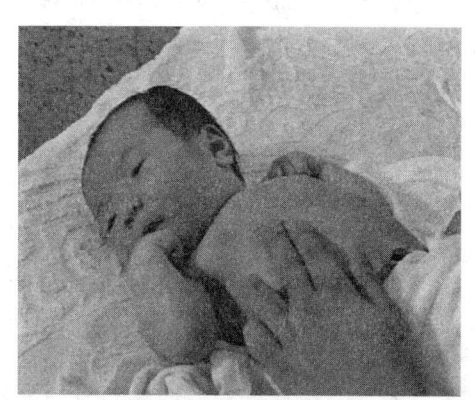 图12-4
5. 腹部　操作者双手指腹依次从新生儿的右下腹至上腹向左下腹移动，呈顺时针方向画半圆（图12-5）。 注意：避开新生儿的脐部和膀胱，根据新生儿反应调整抚触的方式和力量。	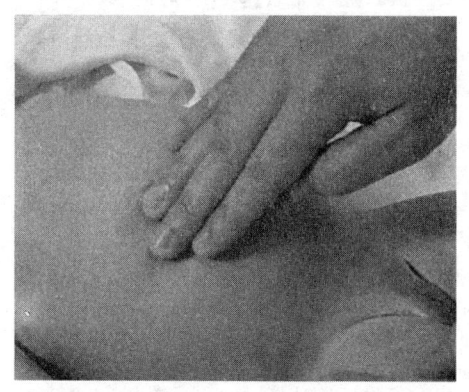 图12-5

操作流程	图 解
6. 四肢　操作者两手交替抓住新生儿的一侧上肢从上臂至腕部轻轻滑行,在滑行的过程中由近端向远端分段挤捏;双手夹住新生儿小手臂,上下搓滚(图12-6);用拇指从新生儿手掌心按摩至手指,拇指、示指指腹抚摸、提拉新生儿各手指关节。用同法按摩对侧及双下肢(图12-7)。 注意:抚触时新生儿出现反复哭闹、肤色改变、肌张力提高或呕吐等情况,应暂缓该部位抚触,若情况仍不转好,应结束抚触。	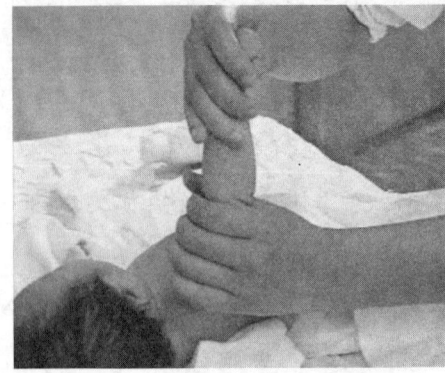 图12-6 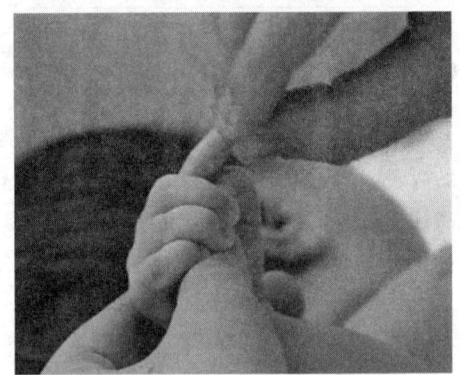 图12-7
7. 背部　新生儿取俯卧位,头侧向一边,以脊柱为中分线,操作者双手平放于新生儿背部两侧,从颈部抚摸至臀部,最后由头部沿脊柱摸至臀部(图12-8)。 注意:每个部位动作重复4~6次,每次抚触时间为10~15分钟,每天2次为佳。	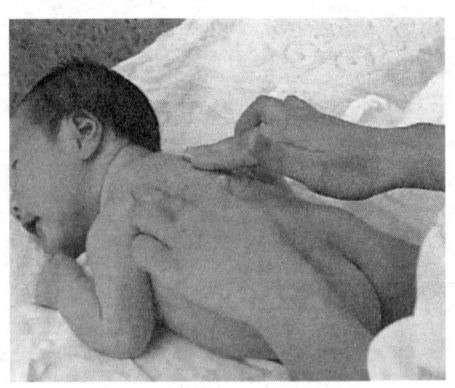 图12-8

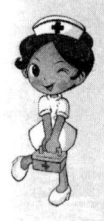

操作流程	图 解
8. 操作后处理　给新生儿穿好衣服,换好尿片,根据其情况进行脐部或臀部护理。将新生儿送回母婴同室,核对产妇信息和腕带信息是否一致,进行母乳喂养、新生儿观察和日常护理等指导。	
9. 记录、整理　撤去一次性中单,用物严格消毒,垃圾分类处理。洗手后记录新生儿(皮肤、脐带等)情况。	

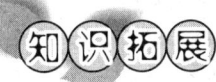

1. 婴儿抚触定义　婴儿抚触是指经过科学指导地、有技巧地对婴儿的抚摸和按触,通过抚触者的双手对婴儿的皮肤各个部位进行的有次序、有手法技巧的按摩。

2. 抚触顺序

(1) 传统法:额部→下颌→头部→胸部→腹部→上肢→下肢→背部→臀部。

(2) 改良法:背部→臀部→额部→下颌→头部→胸部→腹部→上肢→下肢。

改良法先俯卧后再仰卧,可以使宝宝感到更安全、舒适,适用于抚触时易哭闹的宝宝。

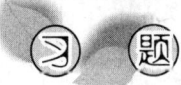

1. 婴儿抚触的顺序是　　　　　　　　　　　　　　　　　　　　　　　　　(　　)

　　A. 头面部→胸部→腹部→上肢→下肢→背部

　　B. 胸部→腹部→上肢→下肢→背部→头部

　　C. 头面部→上肢→下肢→胸部→腹部→背部

　　D. 胸部→腹部→上肢→下肢→背部→头面部

　　E. 胸部→腹部→背部→上肢→下肢→头面部

2. 抚触师在给婴儿做抚触时要　　　　　　　　　　　　　　　　　　　　　(　　)

　　A. 面带微笑　　　　B. 神情严肃　　　　C. 没有表情

　　D. 表情夸张　　　　E. 表情凝重

3. 婴儿抚触的好处有　　　　　　　　　　　　　　　　　　　　　　　　　(　　)

　　A. 促进新生儿神经系统发育　　　　B. 促进血液循环,增加免疫力

　　C. 促进消化系统功能　　　　　　　D. 减少焦虑,促进睡眠

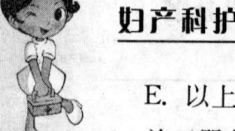

E. 以上都是

4. 关于婴儿抚触,错误的说法是 ( )

   A. 抚触房间室温在 26～28 ℃   B. 动作轻柔、力度适宜

   C. 抚触过程中要注意观察婴儿反应   D. 动作到位,可以无语言交流

   E. 抚触时要避开乳腺和脐部

5. 长期接受婴儿抚触的宝宝会出现 ( )

   A. 哭闹   B. 难以入睡   C. 体重下降明显

   D. 安静   E. 焦虑

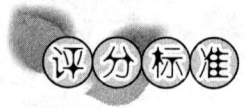

新生儿抚触评分标准

班级: 姓名: 学号: 得分:

操作项目		考评要求	分值	评分等级				得分	存在问题
				A	B	C	D		
素质要求		着装整洁、态度和蔼、举止大方、有效沟通	5	5	4	3	2～0		
评估、核对		核对产妇姓名、新生儿信息,评估新生儿健康状况	5	5	4	3	2～0		
准备		护士洗手、戴口罩;新生儿抚触时间适宜;环境清洁温暖,光线明亮,关闭门窗	6	6	4	3	2～0		
		用物备齐、摆放有序	4	4	3	2	1～0		
操作程序	头面部	取婴儿润肤油并温暖双手	10	10	8	6	4～0		
	胸部	抚触部位、手法正确,避开乳头	10	10	8	6	4～0		
	腹部	顺序正确,动作连贯,避开脐部和膀胱	10	10	8	6	4～0		
	四肢	抚触部位、手法正确,力度适宜	20	20	15	10	5～0		
	背部臀部	抚触部位、手法正确,力度适宜	10	10	8	6	4～0		
操作后处理		更衣、换尿片,与家长交接无误,整理用物、洗手、记录	6	6	4	3	2～0		
健康宣教		指导产妇新生儿观察和日常护理	5	5	4	3	2～0		
综合评价		爱护新生儿、无菌观念强、动作规范、娴熟,与新生儿沟通自然	4	4	3	2	1～0		
提问		能回答相关问题	5	5	4	3	2～0		
总分			100						

监考教师: 考核时间:

(王 侠)

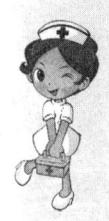

实训十三 会阴切开缝合术

实训目标

1. 通过实训熟悉会阴切开缝合术的操作要点和术后处理。
2. 熟悉会阴切开术的适应证。

实训内容

一、操作目的

避免发生严重的会阴裂伤,减少会阴阻力,有利于胎儿的娩出。常用的手术方式有:会阴侧斜切开和会阴正中切开两种。

二、操作准备

1. 护士准备

(1) 评估产妇基本情况,包括孕周、孕妇身高、体重、生命体征和精神状态,胎儿大小、胎心等。

(2) 着装整洁,剪短指甲、洗手,向产妇及家属解释会阴切开术的目的、方式,取得其理解与配合。

2. 产妇准备　取仰卧屈膝位或膀胱截石位。

3. 物品准备　会阴切开无菌包(内有:会阴侧切剪1把,线剪1把,持针器1把,弯血管钳4把,长穿刺针头1个,三角针、圆针各1枚,缝线,带尾纱布1块,纱布10块)、会阴切开模型、其他(20 ml注射器1个,0.5%普鲁卡因或利多卡因20 ml,5%聚维酮碘棉球)。

4. 环境准备　病室安静、整洁,温、湿度适宜。

三、操作程序

操作流程	图　解
1. 协助产妇取膀胱截石位,外阴消毒,铺治疗巾,选择切开方式和切口长度(图13-1)。	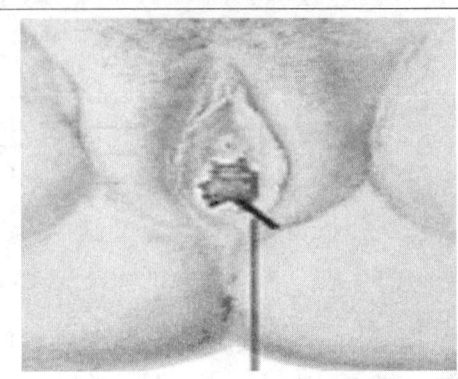 图 13-1
2. 用聚维酮碘棉球消毒切口部皮肤,阻滞麻醉左侧阴部神经(图13-2)。 操作方法:术者左手示、中指伸入阴道内触及右侧坐骨棘作引导,右手持带长针头的注射器,内有0.5%普鲁卡因20 ml,在肛门与坐骨结节中间偏坐骨结节处注射一小皮丘,再向坐骨棘内下方刺入,回抽无回血后注药液10 ml,然后边退针边注药至皮下,沿切口做扇形局部浸润麻醉。	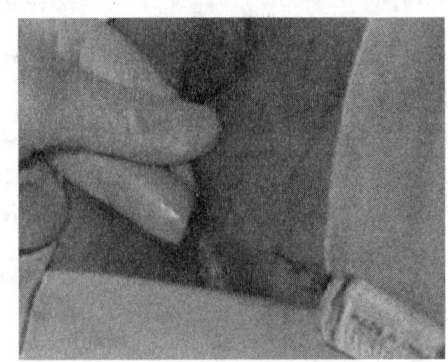 图 13-2
3. 左斜侧切开(图13-3)。 操作方法:术者左手示、中指伸入胎先露部和阴道侧后壁之间,保护胎头并指引切口位置,右手持会阴切开剪刀,一叶置于阴道外,一叶沿示、中指间插入阴道内,切口起点在阴道口5点钟处,切线与会阴后联合中线夹角成45°方向,剪刀刃与皮肤垂直,待阵缩会阴绷紧时,一次性全层剪开;会阴高度膨隆时,切口夹角60°~70°,切口长4~5 cm,若有渗血用纱布压迫止血。	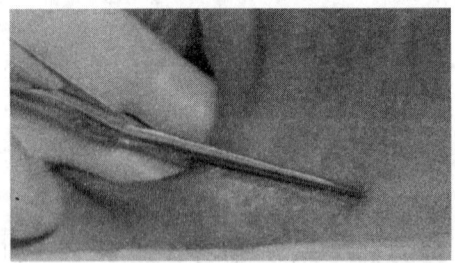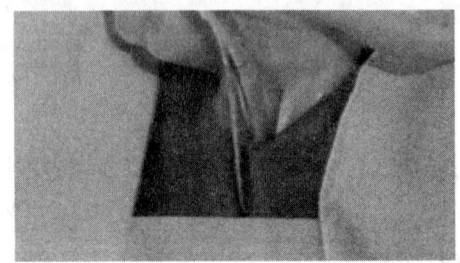 图 13-3

操作流程	图　解
4. 缝合阴道黏膜(图 13-4)。 操作方法：以左手示、中指撑开阴道壁，暴露阴道黏膜切口，用中号圆针、0 号或 1 号铬制肠线从切口顶端上 0.5 cm 处开始连续或间断缝合阴道黏膜及黏膜下层组织，直至对合处女膜缘。	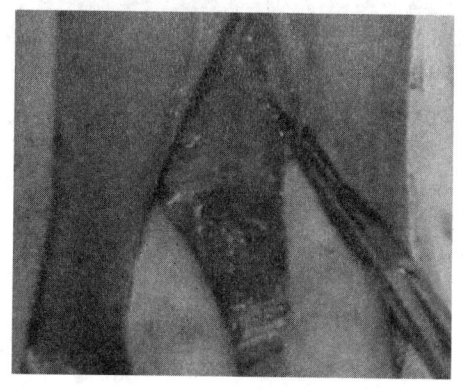 图 13-4
5. 缝合深部肌肉及皮下组织(图 13-5)。 操作方法：以上述同样型号的针线对称间断缝合深部肌层，尽可能恢复原解剖层次关系，对合整齐、严密止血、不留死腔；如皮下脂肪较厚可间断缝合。	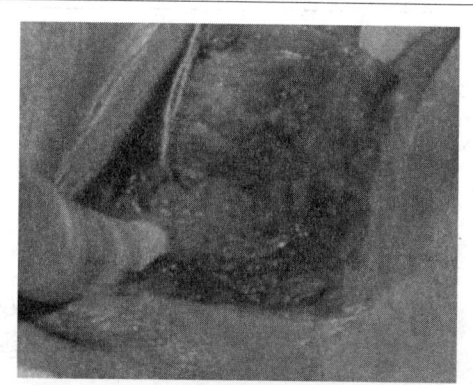 图 13-5
6. 缝合皮肤(图 13-6)。 操作方法：用中号三角针、1 号丝线间断缝合或小圆针、000 号铬制肠线缝合皮肤，如实记录缝合皮肤针数。	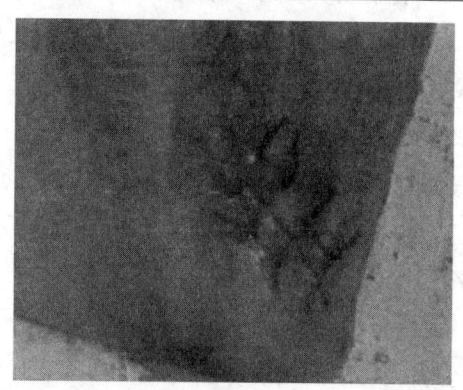 图 13-6

操作流程	图 解
7. 肛查(图13-7)。 检查缝线有无穿透直肠黏膜。	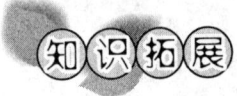 图13-7
8. 整理、记录。	

知识拓展

1. 会阴切开缝合术的适应证有哪些？

会阴切开缝合术适用于下列情况：

(1) 初产妇阴道助产手术前,如产钳助产术、胎头吸引术等。

(2) 缩短第二产程,如妊娠期高血压疾病、妊娠合并心脏病、胎儿窘迫等。

(3) 预防早产儿颅内出血。

(4) 可能发生的会阴严重裂伤,如会阴瘢痕、胎儿过大等。

2. 会阴切开缝合术后处理与健康指导

术后产妇健侧卧位,以免恶露浸渍伤口。保持外阴清洁干燥,每天用聚维酮碘或苯扎溴铵擦洗两次,大小便后及时清洗外阴。伤口肿胀疼痛者,可用50％硫酸镁湿热敷,同时配合局部理疗,有利于切口愈合。术后应每日检查伤口,以便及早发现有无感染征象。会阴侧斜切切口术后5日拆线,会阴正中切开切口术后3日拆线。按时复诊。

习题

1. 会阴侧切术的角度一般为　　　　　　　　　　　　　　　　　　　　　　　　(　　)

　　A. 30°　　　B. 40°　　　C. 45°　　　D. 50°　　　E. 60°

2. 生产时会阴侧切切断的肌肉哪项除外　　　　　　　　　　　　　　　　　　　(　　)

　　A. 部分肛提肌　　　　　B. 会阴浅横肌　　　　　C. 部分会阴深横肌

　　D. 球海绵体肌　　　　　E. 坐骨海绵体肌

3. 会阴侧切术切口长度一般为 ( )
   A. 2～3 cm   B. 3～4 cm   C. 4～5 cm
   D. 5～6 cm   E. 6～7 cm
4. 正常会阴切口拆线时间为产后 ( )
   A. 3 天   B. 4 天   C. 5 天   D. 6 天   E. 7 天

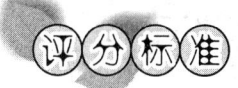

会阴切开缝合术考核评分标准

班级：　　　　姓名：　　　　学号：　　　　得分：

操作顺序	操作要求		分值	评分等级				得分	主要问题
				A	B	C	D		
礼仪要求	着装整洁,符合要求 行为大方得体,语言规范,态度温和		5	5	3	1	0		
准备用物	会阴切开无菌包,会阴切开模型、20 ml 注射器 1 个,0.5%普鲁卡因或利多卡因 20 ml,5%聚维酮碘棉球		6	6	4	1	0		
操作过程	术前准备	帮助产妇仰卧于产床上,取膀胱截石位	3	3	2	1	0		
		外阴消毒,铺巾	5	5	3	1	0		
		选择切口部位	6	6	4	1	0		
	局部麻醉	消毒切口部皮肤	5	5	3	1	0		
		局部阻滞和浸润麻醉	8	8	5	1	0		
	会阴切开术	把握切开时机	5	5	3	1	0		
		切开手法正确,切口边缘整齐	8	8	5	1			
		止血方法有效	5	5	3	1	0		
	缝合术	缝合阴道黏膜,边缘解剖关系对合整齐	8	8	5	1	0		
		肌层缝合,缝线松紧、间隔适度,止血效果好	8	8	5	1	0		
		缝合皮肤,对合整齐,表面平整	8	8	5	1	0		
	术后取出阴道内纱垫,检查伤口		5	5	3	1	0		
	肛查无缝线穿过直肠壁		5	5	3	1	0		
综合评价	操作熟练	10 分钟完成	5	5	3	1	0		
	提问	能回答相关问题	5	5	3	1	0		
总分			100						

监考教师：　　　　　　　　考核时间：

(路红春　常青)

实训十四 胎头吸引术

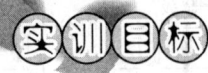

1. 通过实训熟悉胎头吸引器的种类。
2. 熟悉胎头吸引术的操作要点、适应证、手术条件、注意事项。

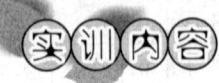

一、操作目的

用胎头吸引器置于胎头上,形成一定负压区吸住胎头,通过牵引协助胎儿娩出。

二、操作准备

1. 护士准备
（1）评估产妇身体情况、骨盆内测量、宫口开大情况,胎儿胎心、胎方位、胎先露高低情况等。
（2）衣帽整洁,外科洗手,戴无菌口罩。
2. 产妇准备　取膀胱截石位或屈膝仰卧位,外阴准备同会阴切开缝合术。
3. 物品准备　胎头吸引器1个(图14-1),止血钳1把,50 ml(或100 ml)注射器(或电动吸引器)1个(或台),治疗巾2块,无菌纱布8块,一次性吸引管1根,消毒石蜡油1瓶,新生儿吸痰器1个,吸氧面罩1个,导尿包1个,会阴切开包1个,急救药品。
4. 环境准备　病室安静、整洁,温、湿度适宜。

三、操作程序

操作流程	图解
1. 产妇取膀胱截石位，听胎心，外阴消毒，铺治疗巾，导尿，仔细做阴道检查，严格掌握适应证(图14-1)。	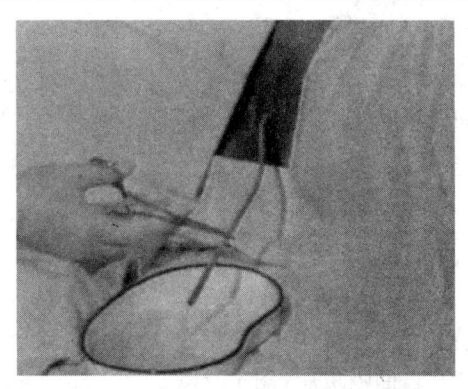 图14-1
2. 检查吸引器有无损害、漏气等，并将橡皮管接于牵引柄之开口空心管上，吸引器开口端涂润滑油(图14-2)。	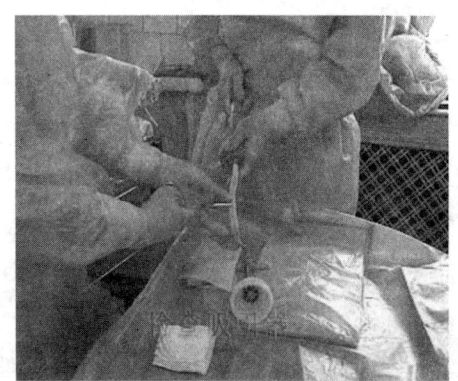 图14-2
3. 放置吸引器(图14-3)。 操作方法：术者一手示、中指伸入阴道撑开阴道后壁，另一手持吸引器将开口端下缘沿阴道后壁送入，使其后缘抵达胎头顶骨后部，阴道内示、中指掌面向外拨开阴道右侧壁，使吸引器开口端侧缘滑入阴道内，随后手指向上提起阴道前壁，使吸引器前缘滑入。最后中、示指推开阴道左侧壁使吸引器开口端全部滑入阴道内与胎头顶部紧贴。	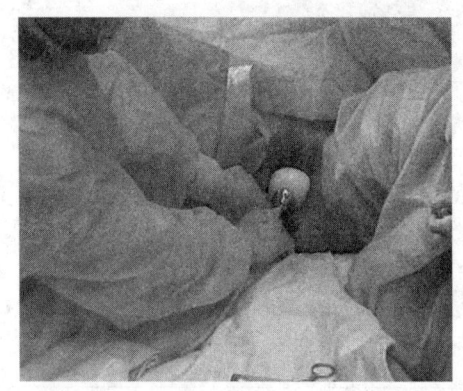 图14-3

操作流程	图 解
4. 检查放置位置(图14-4)。 操作方法:一手固定吸引器,另一手示、中指沿吸引器边缘触摸胎头与吸引器间有无空隙,避开囟门和颅缝,仔细检查吸引器与胎头间是否有宫颈组织或阴道壁,调整吸引器方向,使其弯度向上,牵引横柄与胎头矢状缝一致,以此作为旋转胎头的标志。	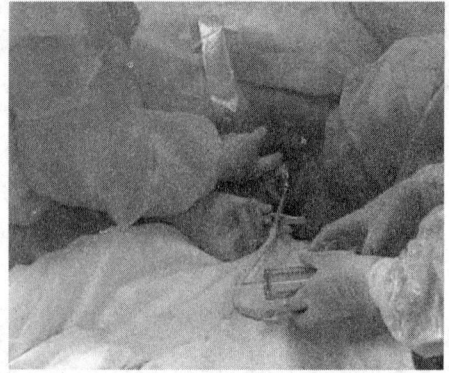 图14-4
5. 抽吸负压(图14-5)。 操作方法:助手将50~100 ml注射器连接于牵引柄的橡皮管上,分次缓慢抽出吸引器内150~180 ml(或负压吸引器压力控制在500 mmHg以下);抽吸后用止血钳钳夹抽气橡皮管,取下注射器,等待2~3分钟形成产瘤。	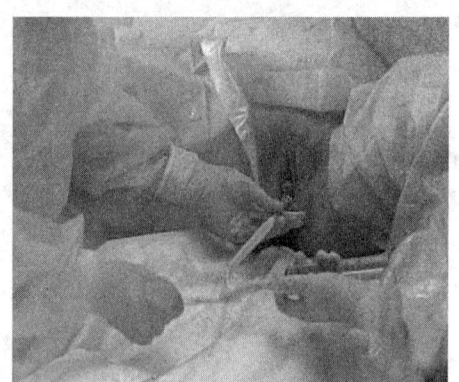 图14-5
6. 牵引胎头(图14-6)。 操作方法:宫缩时嘱产妇向下屏气用力,术者手持牵引柄按照骨盆轴方向和分娩机转进行牵引。先向下向外牵引,使胎头俯屈;当胎头枕部达耻骨联合下缘时,术者上提吸引器,使胎头缓慢仰伸娩出。 注意:牵引时间不超过20分钟。如牵引失败再次牵引不超过2次。	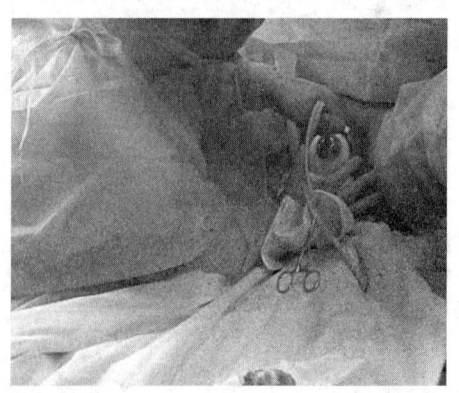 图14-6

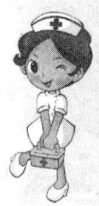

实训十四 胎头吸引术

操作流程	图 解
7. 取下胎头吸引器(图 14-7)。 操作方法:当胎头仰伸娩出后,迅速放开维持负压的止血钳,解除负压,吸引器会自动脱落,按正常分娩机转娩出胎儿。	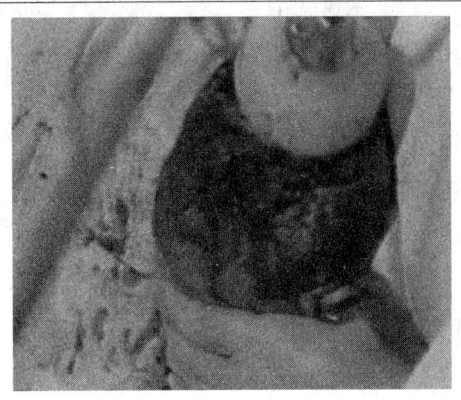 图 14-7
8. 整理、记录。	

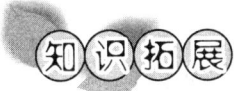

1. 胎头吸引术分类

常用的胎头吸引器有两类:一类是锥形金属空筒(直形或牛角形)一端大一端小。大端直径约为 5.5 cm,外置橡皮套,为附着胎头端。小端顶部有一金属圈,可用于牵拉,为牵引环。小端稍大处有对应的两个短柄,一个为牵引的拉手,另一个为牵引柄。另一类是硅橡胶吸引器。吸引器头是一扁杯状的硅橡胶帽,杯罩顶端固定一空心金属管,管的另一端连接橡皮管,备抽气用。杆上端有把手,做牵引用。

2. 胎头吸引术的适应证与手术条件

胎头吸引术在下列情况下适用:缩短第二产程,如产科并发症、子宫瘢痕、胎儿窘迫等;宫缩无力,第二产程延长者;持续性枕后位或枕横位需协助旋转胎头并牵引助产者。实施胎头吸引术需满足以下条件:顶先露,活胎;宫口开全;胎膜已破;胎头双顶径达坐骨棘水平及以下。

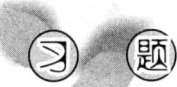

1. 用胎头吸引术助产时,全部牵引时间不宜超过 ( )
   A. 5 分钟　　　B. 10 分钟　　　C. 15 分钟
   D. 20 分钟　　　E. 25 分钟
2. 李某,第一胎,足月分娩,因第二产程延长行阴道助娩术,医生放置胎头吸引器后,护士即将注射器接上胶管,应抽出空气量为 ( )

A. 50～70 ml　　　　B. 80～100 ml　　　　C. 110～140 ml
D. 150～180 ml　　　E. 200～230 ml

3. 用胎头吸引术助产时,如果失败再次放置不能超过　　　　　　　　　　　(　　)
   A. 1次　　　　　　B. 2次　　　　　　　C. 3次
   D. 4次　　　　　　E. 5次

4. 患者女性,足月临产,LOA,宫口开 3 cm,胎膜未破,3 小时后感肛门坠胀,流出棕黄色羊水,查宫口开全:S+4,其处理不正确的是　　　　　　　　　　　　　　　(　　)
   A. 立即吸氧　　　　B. 左侧卧位,即听胎心　　C. 静注5%碳酸氢钠
   D. 胎头吸引术助产　E. 剖宫产

5. 孕40周,初产,宫口开全2小时,胎头棘下 3 cm,宫缩较前减弱,胎膜已破,胎心 120次/分钟,产妇一般情况较好,此时应采取哪种分娩方式最好?　　　　　　(　　)
   A. 胎头吸引术　　　B. 会阴侧切+胎头吸引术　C. 剖宫产
   D. 产钳术　　　　　E. 待其自然分娩

实训十四　胎头吸引术

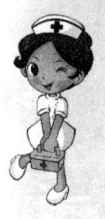

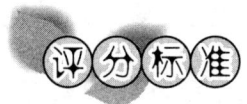

胎头吸引术考核评分标准

班级：　　　　姓名：　　　　学号：　　　　得分：

操作顺序	操作要求		分值	评分等级				得分	主要问题
				A	B	C	D		
礼仪要求	着装整洁，符合要求 行为大方得体，语言规范，态度温和		5	5	3	1	0		
准备用物	胎头吸引器1个，血管钳2把，产妇模型，50 ml（或100 ml）注射器（或电动吸引器）1个（或台），新生儿窒息复苏抢救物品，其他同会阴切开缝合术		6	6	4	2	0		
操作过程	术前准备	帮助产妇仰卧于产床上，取膀胱截石位	3	3	2	1	0		
		听胎心	3	3	2	1	0		
		外阴消毒，铺巾，导尿	8	8	5	1	0		
		阴道检查，掌握适应证	5	5	3	1	0		
		检查吸引器	5	5	3	1	0		
	放置吸引器	吸引器开口端涂润滑油，正确握持吸引器	5	5	3	1	0		
		左手示、中指压低阴道后壁，吸引器开口端经阴道后壁送入	5	5	3	1	0		
		左手示、中指掌面向外拨开阴道右侧壁，开口端侧缘滑入阴道内	5	5	3	1	0		
		手指向上提起阴道前壁，吸引器前壁滑入	5	5	3	1	0		
		右手示、中指拉开阴道左侧壁，整个吸引器开口端滑入阴道	5	5	3	1	0		
	检查放置位置	固定吸引器，触摸胎头是否与开口端紧密连接	5	5	3	1	0		
		调整吸引器牵引横柄与胎头矢状缝一致	5	5	3	1	0		
	抽吸负压	连接注射器于牵引柄的橡皮管	5	5	3	1	0		
		分次缓慢抽出吸引器内空气，逐渐形成产瘤	5	5	3	1	0		
	牵引胎头	按分娩机转进行牵引，胎头娩出	5	5	3	1	0		
	胎头仰伸娩出后，解除负压		5	5	3	1	0		
综合评价	操作熟练	10分钟完成	5	5	3	1	0		
	提问	能回答相关问题	5	5	3	1	0		
总分			100						

监考教师：　　　　　　　　　　　　考核时间：

（路红春　常　青）

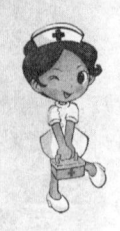

实训十五 产钳术

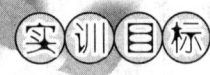

1. 通过实训熟悉产钳的构造,并理解产钳术的目的。
2. 熟悉低位产钳术的操作要点、适应证及手术条件。

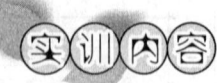

一、操作目的

产钳术是用产钳牵拉胎头协助胎儿娩出的手术。这里仅介绍低位产钳术。

二、操作准备

1. 护士准备

(1) 评估产妇身体情况、产道及胎儿情况,判断是否适合产钳助产及应具备的手术条件。

(2) 衣帽整洁,外科洗手,戴无菌口罩。

2. 产妇准备 取膀胱截石位。

3. 物品准备 高压灭菌产钳,导尿包1个,会阴切开缝合包1个,消毒石蜡油1瓶,新生儿吸痰器1个,吸氧面罩1个,急救药品。

4. 环境准备 病室安静、整洁,温、湿度适宜。

三、操作程序

操作流程	图解
1. 协助产妇取膀胱截石位,听胎心,常规消毒外阴、铺巾、导尿(图 15-1、图 15-2、图 15-3)。	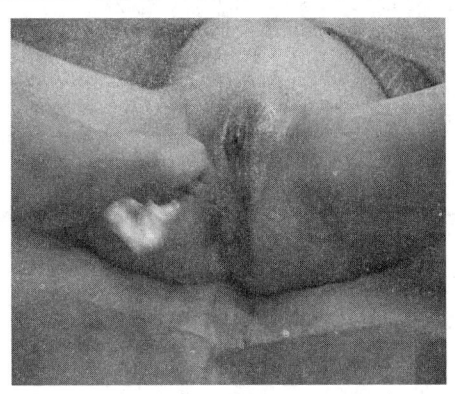 图 15-1 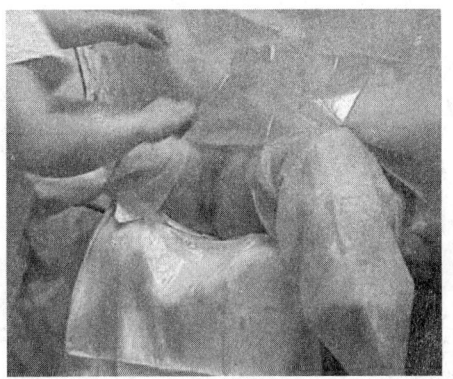 图 15-2 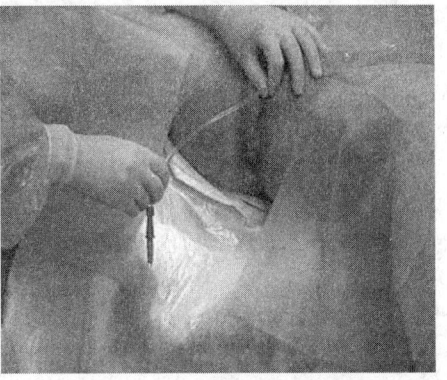 图 15-3

操作流程	图　解
2. 阴道检查,明确宫口是否开全,有无头盆不称,查清胎位、先露下降程度、胎头机转情况(图15-4)。	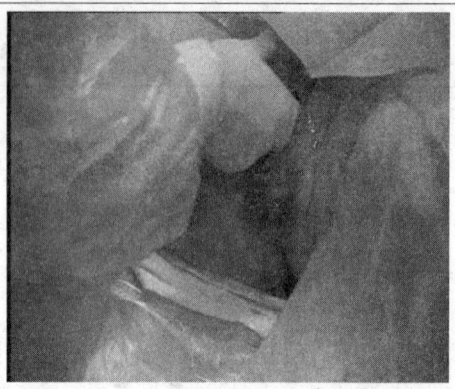 图 15-4
3. 会阴切开术(图15-5)。	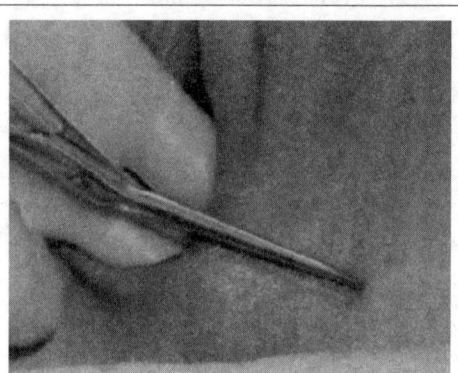 图 15-5
4. 涂液状石蜡油于产钳匙部,检查产钳,试行扣合和握持,分清左右叶(图15-6)。	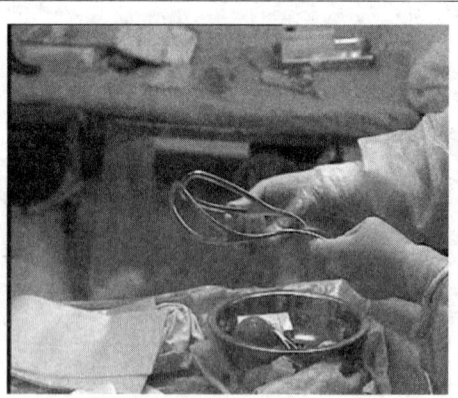 图 15-6

操作流程	图 解
5. 放置左叶（图15-7）。 操作方法：左手握住产钳左叶钳柄，匙部垂直向下，凹面向前；右手除拇指外其余四指伸入产妇阴道内左侧，置于胎头与阴道壁之间，触及胎儿的左耳；左手将产钳匙部自阴道左后方放入，沿手掌面与胎头之间，将产钳左叶徐徐推进，边推边使钳柄由垂直变为水平方向，同时钳匙在阴道内微微逆时针方向旋转，最后贴于胎头左侧。放妥后，抽出右手，钳柄交由助手握持固定。	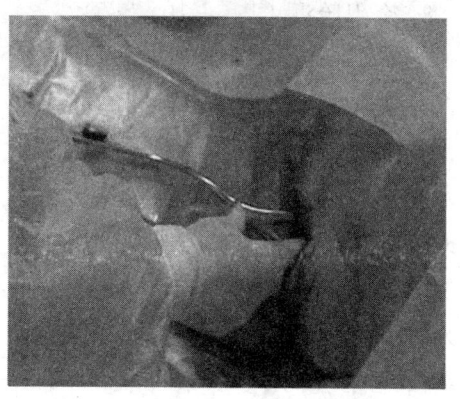 图15-7
6. 放置右叶（图15-8）。 操作方法：右手持产钳右叶，左手放入阴道内右侧，按上述同样方法顺时针方向旋转放入产钳，贴于胎头右侧。	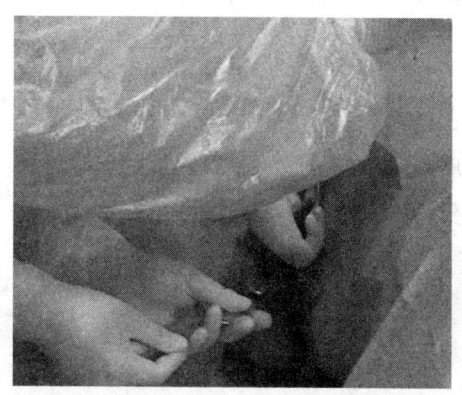 图15-8
7. 扣合钳锁，并听胎心音有无变化（图15-9）。 注意：如产钳放置不当，扣合困难。切忌强行扣合，以免夹住宫颈、脐带和胎儿组织。查看钳柄露出是否等长、两叶钳柄内面是否平行等，调整时尽量保持左叶固定不动，移动右叶以适应左叶，至可扣合为止。如经调整仍难以扣合，应重新放置产钳。	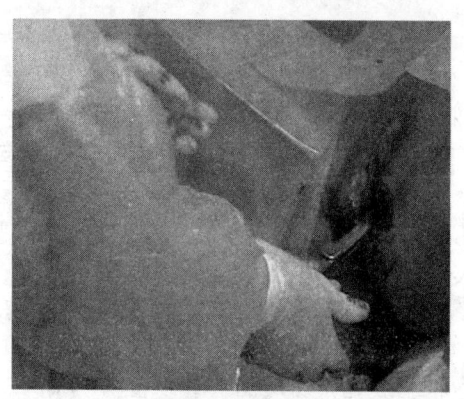 图15-9

操作流程	图 解
8. 牵引胎头(图 15-10)。 操作方法：术者取坐位，两臂稍弯曲，肘部略低于钳柄水平，双手握住钳柄，使用臂力，在宫缩时一边嘱咐产妇向下用力，一边循产轴方向徐徐牵引；阵缩间歇可暂停，并将产钳略微张开，暂缓产钳对胎头的压力；牵引方向先稍向外向下，当先露部抵达会阴时，改为水平位；当胎头枕部露于耻骨联合下缘时，一边保护会阴，一边将钳柄上提，使胎头仰伸。	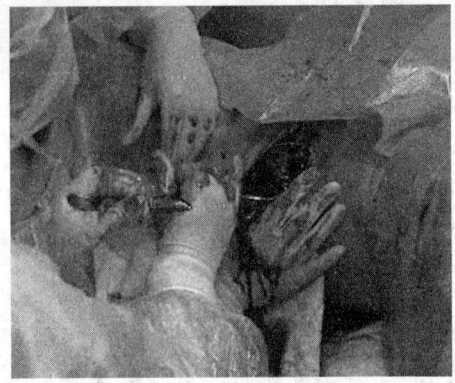 图 15-10
9. 取下产钳(图 15-11)。 操作方法：当胎头额部外露，双顶径已经越过骨盆出口时，松开钳锁，即可顺胎头的弯曲，先右叶后左叶取下产钳。	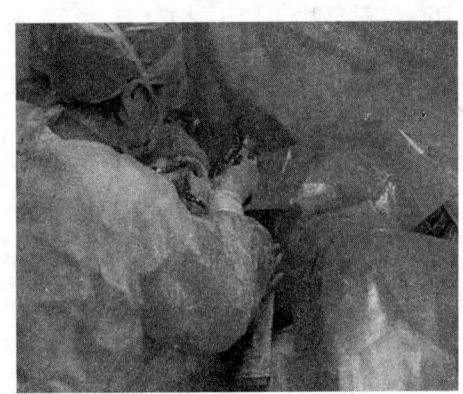 图 15-11
10. 按正常分娩助产娩出胎儿，胎盘娩出后详细检查软产道有无裂伤。	

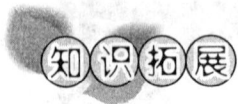

1. 产钳术的分类(图 15-12)

根据放置产钳时胎头的位置分为高位、中位、低位及出口产钳四种类型。胎头位置愈高，产钳术对母儿危害愈大，因此低位与出口产钳术是良好的助产手段。低位产钳术是指胎头骨质部已达盆底，双顶径已达坐骨棘水平以下；出口产钳术是指胎头着冠或近乎着冠。

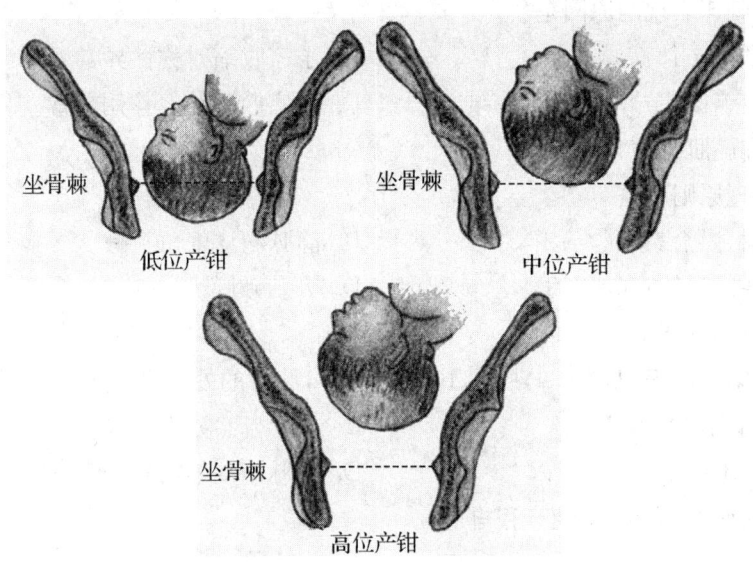

图 15-12　产钳术的分类

2. 低位产钳术的适应证与手术条件

低位产钳术常用于下列情况：同胎头吸引术及胎头吸引术失败者，臀位后出头或颏前位娩出困难者；实施低位产钳术需满足以下条件：同胎头吸引术，臀位后出头或颏前位。

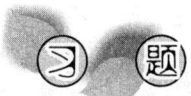

1. 产钳术的必备条件是　　　　　　　　　　　　　　　　　　　　　　　　（　）
   A. 宫口开大 4 cm　　　B. 枕横位　　　C. 胎头棘上 1 cm
   D. 宫口开大 10 cm　　E. 胎膜未破
2. 关于产钳术放置正确的是　　　　　　　　　　　　　　　　　　　　　　（　）
   A. 术前不必导尿　　　　　　　　　　B. 枕左横位可以直接上钳
   C. 放置时先放置右叶后放置左叶　　　D. 初产妇会阴较高者可以直接上钳
   E. 放置时先放置左叶后放置右叶
3. 初产妇，宫口开全 2 小时，诊断为持续性枕横位，S＝+4，胎心 148 次/分钟。本例最适宜的分娩方式是　　　　　　　　　　　　　　　　　　　　　　　　　　　（　）
   A. 静脉滴注缩宫素经阴道分娩　　　　B. 等待胎头转为枕前位后经阴道分娩
   C. 会阴侧切后行产钳术　　　　　　　D. 会阴侧切后手转胎头行产钳术
   E. 行剖宫产术

（4～6 题共用题干）

27 岁初产妇，妊娠 40 周，阵发性腹痛 10 小时，宫缩 10～15 分钟一次，持续 30 秒，宫口开大 2 cm。

4. 出现上述临床表现的原因是 （　　）
   A. 子宫收缩节律性异常　　　　B. 子宫收缩对称性异常
   C. 子宫收缩极性异常　　　　　D. 子宫收缩缩复作用异常
   E. 腹肌和膈肌收缩力异常

5. 此时的处理原则应是 （　　）
   A. 静脉滴注缩宫素　　　　　　B. 静脉滴注麦角新碱
   C. 肌内注射哌替啶（杜冷丁）　D. 人工破膜
   E. 立即行剖宫产术

6. 若已进入第二产程，胎头＋4，胎心 102 次/分钟，此时的处理应是 （　　）
   A. 立即行剖宫产术　　　　　　B. 等待自然分娩
   C. 行产钳术助娩　　　　　　　D. 静脉滴注缩宫素加强宫缩
   E. 静注地西泮（安定）加速产程进展

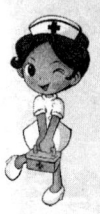

实训十五 产钳术

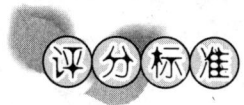

产钳术考核评分标准

班级：　　　　姓名：　　　　学号：　　　　得分：

操作顺序	操作要求	操作要求	分值	评分等级 A	评分等级 B	评分等级 C	评分等级 D	得分	主要问题
礼仪要求	着装整洁,符合要求 行为大方得体,语言规范,态度温和		5	5	3	1	0		
准备用物	高压灭菌产钳,导尿包1个,会阴切开缝合包1个,消毒石蜡油1瓶,新生儿吸痰器1个,吸氧面罩1个,急救药品		6	6	4	2	0		
操作过程	术前准备	帮助产妇仰卧于产床上,取膀胱截石位	3	3	2	1	0		
		听胎心	3	3	2	1	0		
		外阴消毒,铺巾,导尿	5	5	3	1	0		
		阴道检查,掌握适应证	5	5	3	1	0		
		行会阴切开术	5	5	3	1	0		
		用液状石蜡油涂产钳匙部	5	5	3	1	0		
	放置产钳	检查器械,分清左右叶	5	5	3	1	0		
		放置左叶,方法正确	6	6	4	2	0		
		放置右叶,方法正确	6	6	4	2	0		
		检查产钳位置、调整产钳两柄高低和长度	5	5	3	1	0		
	扣合锁钳	扣合锁钳,方法正确	5	5	3	1	0		
		听胎心	5	5	3	1	0		
	牵引	牵引前检查	5	5	3	1	0		
		试牵引成功	5	5	3	1	0		
		正式牵引,配合宫缩、按产轴方向牵引方法正确	6	6	4	2	0		
	胎头额部外露,双顶径越过骨盆出口时,松开钳锁,顺胎头弯曲先右叶后左叶取下产钳		5	5	3	1	0		
综合评价	操作熟练	10分钟完成	5	5	3	1	0		
	提问	能回答相关问题	5	5	3	1	0		
总分			100						

监考教师：　　　　　　　　　　考核时间：

（路红春　常　青）

实训十六 臀位助产术

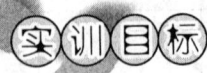

1. 通过实训熟悉臀位助产的目的、操作要点。
2. 熟悉臀位助产术的适应证。

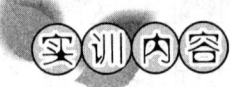

一、操作目的

臀位助产术是指胎儿下肢及臀部自然娩出,而仅在脐以上部分由手法牵引娩出的手术方法,有别于臀牵引术。臀牵引术所致的新生儿死亡率和损伤率较高,现已被剖宫产手术取代。

二、操作准备

1. 护士准备
(1) 评估母体骨盆、臀产式、胎儿大小及临产后母儿状况。
(2) 衣帽整洁,外科洗手,戴无菌口罩。
2. 产妇准备　取膀胱截石位。
3. 物品准备　产包(内有:弯盘1个,血管钳2把,巾钳4把,小镊子1把,持针器1把,三角针1枚,大号圆针1枚,小号圆针1枚,双层大包布1块,臀单1块,无菌隔离衣2件,裤腿1对,治疗巾4块,脐带卷1个)、产妇模型、新生儿抢救用物(吸引器1台,一次性吸引管1根,氧气瓶,吸氧面罩1个,抢救药品,新生儿保暖用品)、其他(5%聚维酮碘溶液,基础注射盘1套)。
4. 环境准备　病室安静、整洁,温、湿度适宜。

实训十六 臀位助产术

三、操作程序

操作流程	图解
1. 协助产妇取膀胱截石位,外阴消毒,铺无菌巾,导尿(图16-1)。	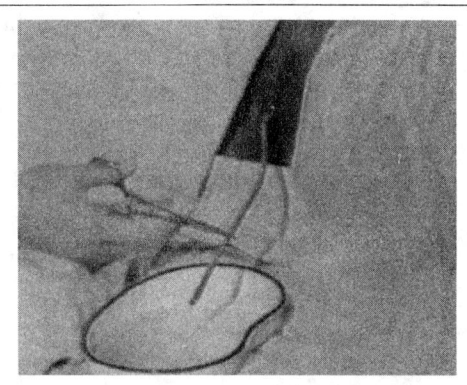 图16-1
2. 阴道检查,了解产道有无畸形,宫口是否开全,臀位的类型,先露部下降的情况(图16-2)。	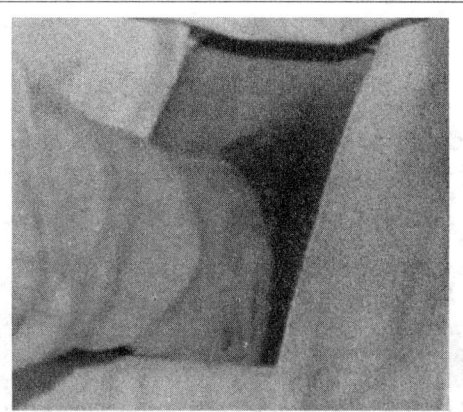 图16-2
3. 堵臀(图16-3)。 操作方法:当胎儿下肢或臀部显露于阴道口时,用一块消毒巾盖住阴道口,宫缩时用手掌抵住,宫缩间歇放松,但手不离开会阴,以防止胎足或胎臀过早脱出,有利于充分扩张软产道,使宫口开全,为后出胎头做好准备。当堵至产妇向下屏气用力,手掌感到很大的冲力时,行阴道检查,确诊宫口开全后,初产妇或会阴较紧的经产妇做会阴切开,准备接产。	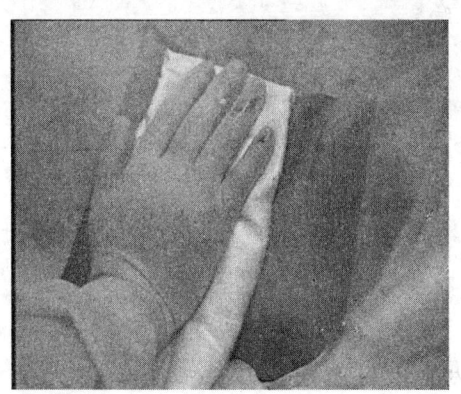 图16-3

操作流程	图 解
4. 娩出胎臀(图 16-4)。 操作方法:当宫口开全,胎儿粗隆间径已达坐骨棘以下,宫缩时嘱产妇尽量用力,术者放开手,胎臀及下肢即可顺利娩出,躯干随之自然娩出。	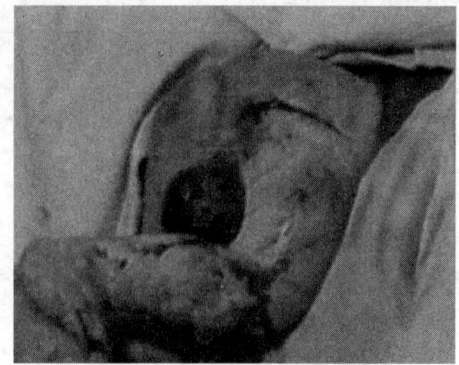 图 16-4
5. 娩出胎肩及上肢(图 16-5)。 操作方法: (1) 滑脱法:术者一手握住胎儿双足,另一手示、中指伸入阴道,勾住胎儿肘部,使前肩沿胎胸前滑下娩出;然后握住胎儿双踝,上提胎体,暴露会阴后联合,同法协助胎儿后肩娩出。 (2) 旋转法:双手握住胎臀,将胎背逆时针方向旋转180°,同时向下牵拉,使前肩及其上肢从耻骨弓下娩出;同法将胎背顺时针方向旋转娩出后肩及其上肢。	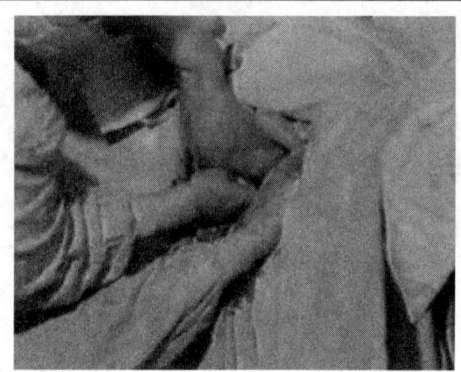 图 16-5

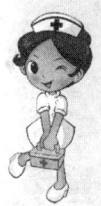

实训十六 臀位助产术

操作流程	图　解
6. 牵出胎头(图 16-6、图 16-7)。 操作方法：双肩和上肢娩出后，将胎背转向正前方，使胎头矢状缝与骨盆出口前后径一致。助手在耻骨联合上向骨盆轴方向下压胎头，使胎头俯屈。术者将胎体骑跨在左前臂上，左手中指伸入胎儿口内压住下颌，示指和环指扶于两侧上颌骨部，使胎头俯屈；右手中指抵住胎头枕部使其俯屈，示指及环指置于胎儿双肩及锁骨上(不可放于锁骨上窝，以免损伤臂丛神经)。两手协同用力，沿产轴向下牵引胎头。当胎头枕部达耻骨弓下时，逐渐将胎体上举，以枕部为支点，使胎儿下颌、口、鼻、额及顶部相继娩出。	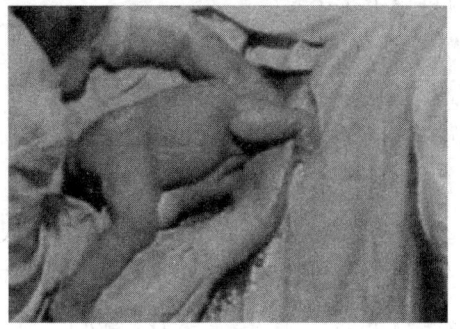 图 16-6 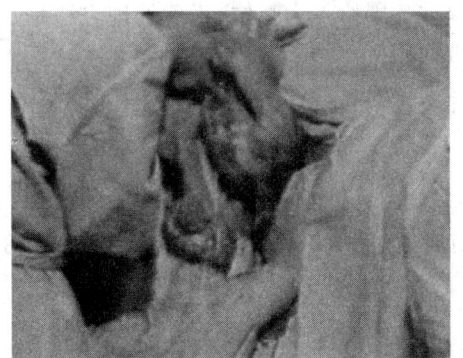 图 16-7
7. 整理、记录。	

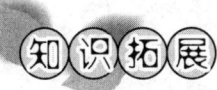

臀位助产术适应证有哪些？
(1) 经产妇单臀位和完全臀位，初产妇单臀位；估计胎儿体重小于 3 500 g。
(2) 骨产道正常，胎心好。
(3) 宫缩好，产程进展正常。
(4) 产妇无并发症。

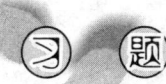

1. 单臀先露的两下肢姿势是　　　　　　　　　　　　　　　　　　　　　　　　(　　)
   A. 髋关节屈曲，膝关节屈曲　　　　　B. 髋关节直伸，膝关节直伸

  C. 髋关节直伸,膝关节屈曲   D. 髋关节屈曲,膝关节直伸
  E. 以上都不是

2. 完全臀先露的特点是胎儿 （   ）
  A. 一膝或双膝关节先露   B. 双髋关节及双膝关节均屈曲
  C. 双髋关节及双膝关节均伸直   D. 双膝关节伸直,双髋关节屈曲
  E. 双膝关节屈曲,双髋关节伸直

3. 28 岁初孕妇,妊娠 39 周,主诉肋下有块状物。腹部检查:子宫呈纵椭圆形,胎先露部较软且不规则,胎心在脐上偏左,本例应为 （   ）
  A. 枕先露   B. 臀先露   C. 复合先露
  D. 肩先露   E. 面先露

4. 孕 27 周检查为臀位,正确处理方法是 （   ）
  A. 膝胸卧位   B. 艾灸至阴穴   C. 外倒转术
  D. 等待自然转位   E. 中药治疗

5. 关于臀位助产哪项是不恰当的 （   ）
  A. 宫口开全   B. 胎膜已破   C. 骨盆正常
  D. 头盆相称   E. 胎儿体重 3 800 g

实训十六 臀位助产术

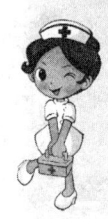

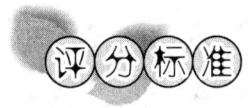

臀位助产术考核评分标准

班级：　　　　姓名：　　　　学号：　　　　得分：

操作顺序	操作要求		分值	评分等级				得分	主要问题
				A	B	C	D		
礼仪要求	着装整洁,符合要求 行为大方得体,语言规范,态度温和		5	5	3	1	0		
准备用物	产包,产妇模型,新生儿抢救用物,消毒用品		5	5	3	1	0		
操作过程	术前准备	帮助产妇仰卧于产床上,取膀胱截石位	5	3	2	1	0		
		外阴消毒,铺巾,导尿	5	5	3	1	0		
		阴道检查	5	5	3	1	0		
	臀位助娩术	宫口未开全前用无菌治疗巾堵住阴道口	5	5	3	1	0		
		宫口开全后,做会阴切开	6	6	3	1			
		娩出胎臀	7	7	4	1	0		
		娩出胎肩及上肢方法正确	7	7	4	1	0		
	牵出胎头	将胎背转向正前方,使胎头矢状缝与骨盆出口前后径一致	8	8	5	2	0		
		在耻骨联合上向骨盆轴方向下压胎头,使胎头俯屈	8	8	5	2	0		
		骑跨式牵出胎头	7	7	4	1	0		
		胎头娩出困难,用后出头产钳助产	7	7	4	1	0		
	检查新生儿和软产道有无损伤		5	5	3	1	0		
	新生儿窒息抢救及时有效		5	5	3	1	0		
综合评价	操作熟练	10分钟完成	5	5	3	1	0		
	提问	能回答相关问题	5	5	3	1	0		
总分			100						

监考教师：　　　　　　　　　　　考核时间：

（路红春　常　青）

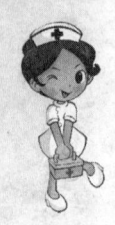

实训十七 妇科检查

##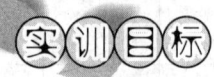

1. 通过实训掌握妇科检查的物品准备。
2. 熟悉妇科检查的方法及注意事项。
3. 能对患者进行相关知识的教育。

##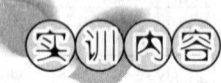

一、操作目的

妇科检查是妇科特有的检查,主要检查女性内外生殖器官。通过妇科检查,可了解女性外阴、阴道、宫颈、子宫及附件等情况,及时发现病变,是妇产科疾病诊断、治疗的主要辅助方法。

二、操作准备

1. 护士准备
（1）评估患者生命体征和精神状态等。
（2）衣帽整洁,六部洗手,戴无菌口罩。
2. 患者准备　排空膀胱,取膀胱截石位。
3. 物品准备　妇科检查模型,妇科检查床,臀垫,阴道窥器,无菌手套,长镊子,长棉签,消毒用品,污物桶,照明灯。
4. 环境准备　病室安静、整洁,温、湿度适宜。

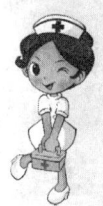

三、操作程序

操作流程	图解
1. 检查前准备(图 17-1)。 操作方法：脱去一侧裤腿，取膀胱截石位，臀部至检查床边缘，臀下垫治疗巾，两手放于身体两侧或胸部，检查者面向患者，立于患者两腿之间。	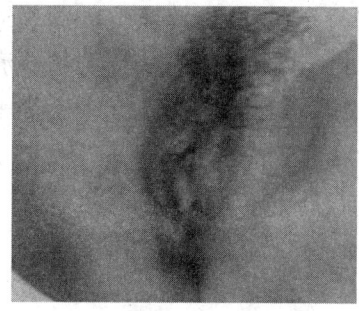 图 17-1
2. 外阴检查(图 17-2)。 操作方法： (1) 观察外阴：外阴发育、阴毛多少及分布，皮肤色泽，有无畸形、水肿、充血、炎症、肿瘤等。 (2) 分开小阴唇观察：尿道口有无红肿，前庭大腺开口处有无红肿，注意处女膜的完整。 (3) 嘱患者用力向下屏气，观察有无阴道前后壁膨出、子宫脱垂、尿失禁等。	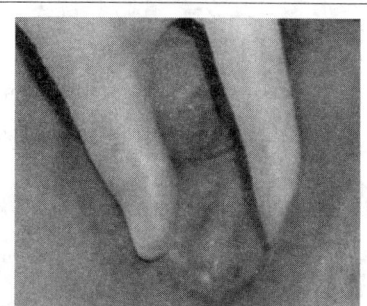 图 17-2
3. 阴道窥器检查(图 17-3、图 17-4)。 操作方法：选用合适的阴道窥器。将窥器两叶合拢，润滑剂涂擦前叶两端。检查者一手分开两侧小阴唇，一手持窥器倾斜45°沿阴道后壁缓慢插入阴道内，边进边旋转成正位，摆正后缓慢张开两叶，暴露宫颈。	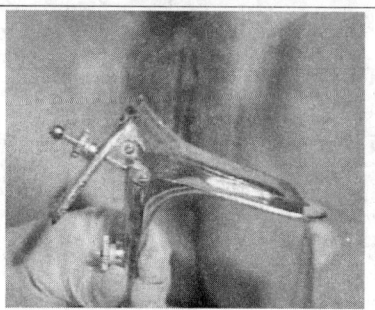 图 17-3 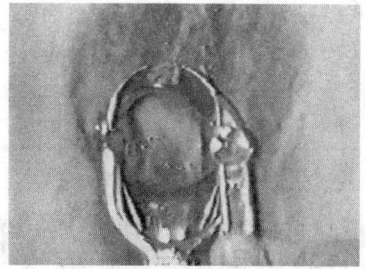 图 17-4

操作流程	图 解
4. 双合诊(图 17-5)。 操作方法:检查者戴无菌手套,一手示、中指涂润滑剂,轻轻沿阴道后壁进入阴道,一手在腹部配合,逐渐扪清阴道、子宫、输卵管、卵巢、子宫旁结缔组织、骨盆腔有无异常。	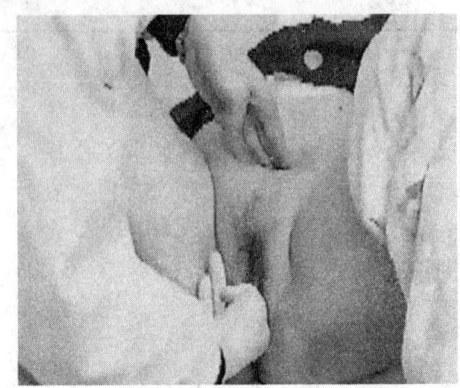 图 17-5
5. 三合诊(图 17-6)。 操作方法:一手示指伸入阴道,中指插入直肠,另一手置于下腹部配合检查。具体检查步骤同双合诊。	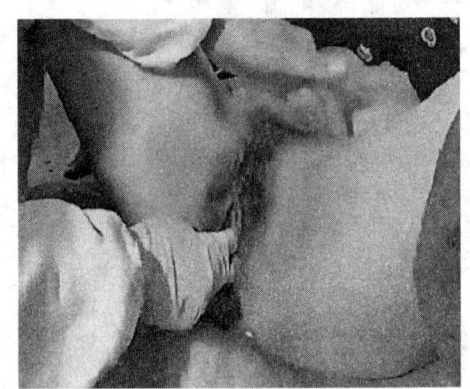 图 17-6
6. 直肠腹部诊(图 17-7)。 操作方法:一手示指插入直肠,另一手在腹壁配合检查。适用于未婚女性、阴道出血、月经期、阴道闭锁不宜做阴道检查者。	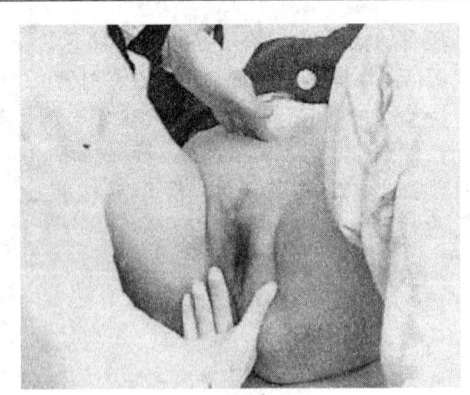 图 17-7
7. 检查后记录。 盆腔检查后需按下列顺序做完整的记录:外阴、阴道、宫颈、子宫附件。	

实训十七 妇科检查

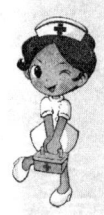

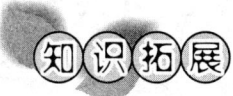

进行妇科检查的基本要求有哪些？

（1）检查前患者一律排空膀胱,必要时导尿。

（2）防止交叉感染,注意用具消毒,臀垫、手套、器械等均应每人每次更换。

（3）月经期、阴道出血时一般不做阴道检查。

（4）未婚者禁做双合诊、三合诊及阴道窥器检查,如确需检查时应征得家属及本人同意,签字后方可进行。

（5）男医生检查应有第三人在场。

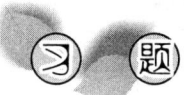

1. 妇科检查时,检查床上的臀垫更换应　　　　　　　　　　　　　　（　）

　　A. 按人　　　B. 每天　　　C. 隔天　　　D. 每周　　　E. 必要时

2. 下述有关妇科检查准备和注意事项不妥的是　　　　　　　　　　（　）

　　A. 检查时应认真仔细

　　B. 防止交叉感染

　　C. 男医生进行妇科检查,必须有女医务人员在场

　　D. 检查前应导尿

　　E. 对未婚妇女仅做外阴视诊和肛-腹诊

3. 观察阴道壁、子宫颈情况所用的检查方法是　　　　　　　　　　　（　）

　　A. 外阴检查　　　　B. 阴道窥器检查　　　C. 双合诊检查

　　D. 三合诊检查　　　E. 肛-腹诊检查

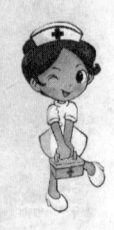

评分标准

妇科检查考核评分标准

班级：　　　　姓名：　　　　学号：　　　　得分：

操作顺序	操作要求	分值	评分等级 A	B	C	D	得分	主要问题
礼仪要求	着装整洁，符合要求 行为大方得体，语言规范，态度温和	5	5	3	1	0		
准备用物	妇科检查模型，妇科检查床，臀垫，阴道窥器，无菌手套，长镊子，长棉签，消毒用品，污物桶，照明灯	6	6	4	1	0		
操作过程	检查前准备：嘱患者排空膀胱，协助其脱去一侧裤腿，取膀胱截石位	3	3	2	1	0		
	臀下垫治疗巾，双手放于身体两侧或胸部	5	5	3	1	0		
	检查者面向患者，立于患者两腿之间	6	6	4	1	0		
	外阴检查：观察外阴	6	6	4	1	0		
	分开小阴唇观察	6	6	4	1	0		
	观察有无阴道前后壁膨出等	6	6	4	1	0		
	阴道窥器检查：选择合适的阴道窥器	5	5	3	1	0		
	正确使用阴道窥器	8	8	5	1	0		
	双合诊：戴无菌手套，一手示、中指涂润滑剂，轻轻沿阴道后壁进入阴道，一手在腹部配合	8	8	5	1	0		
	三合诊：一手示指伸入阴道，中指插入直肠，另一手置于下腹部配合检查	8	8	5	1	0		
	肛腹诊：一手示指插入直肠，另一手在腹壁配合检查	8	8	5	1	0		
	整理床单位及用物	5	5	3	1	0		
	检查后正确记录	5	5	3	1	0		
综合评价	操作熟练　10分钟完成	5	5	3	1	0		
	提问　能回答相关问题	5	5	3	1	0		
总分		100						

监考教师：　　　　　　　考核时间：

（路红春　常青）

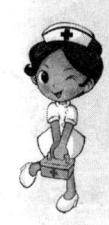

实训十八 白带检查

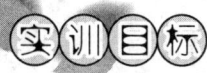

1. 掌握白带检查的物品准备及操作方法。
2. 熟悉白带检查的临床意义。

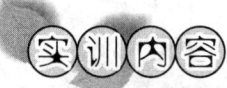

一、操作目的

白带检查常用于检查阴道有无滴虫、假丝酵母菌等特异性病原体及其他非特异性细菌感染,还可了解阴道清洁度等。

二、操作准备

1. 人员准备

(1) 操作者准备:戴口罩、帽子,对好照明灯光;放好臀垫,戴清洁手套。注意用屏风遮挡,保护患者隐私。

(2) 患者准备:向患者解释检查的目的及意义,消除其紧张和疑虑,取得其配合;嘱患者排空膀胱、脱去一侧裤腿;协助其上检查床,取膀胱截石位,两足放支腿架上,臀部下缘齐床边,嘱其放松。

2. 物品准备　窥阴器、清洁 PE 手套、有盖敷料缸、消毒干棉球、长棉签、臀垫、照明灯、污物桶、长镊子、无菌持物钳、污物浸泡桶(内盛消毒液)、玻片、显微镜、小试管、生理盐水等。

3. 环境准备　病室安静、整洁,温、湿度适宜。

三、操作程序

操作流程	图　解
1. 嘱患者排空膀胱、脱去一侧裤腿；协助其上检查床，取膀胱截石位（图18-1）。	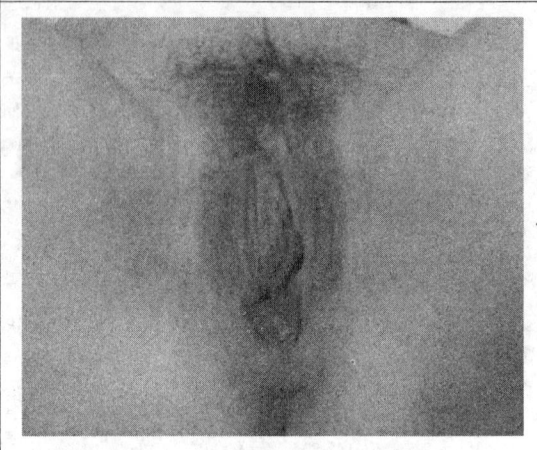 图 18-1
2. 外阴视诊后，放置阴道窥器（图18-2）。	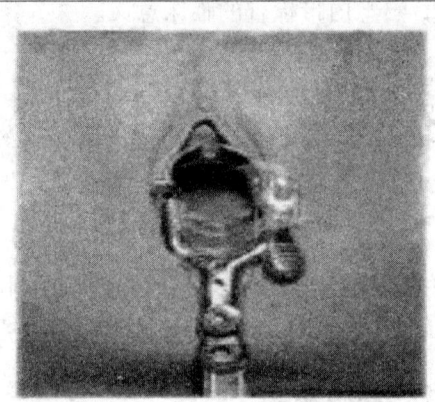 图 18-2
3. 观察白带量、性状及分布范围。 4. 观察阴道及宫颈情况（图18-3）。	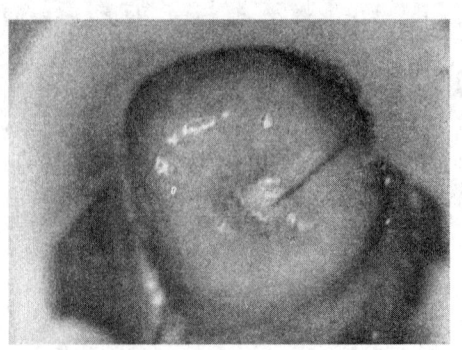 图 18-3

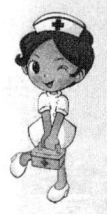

实训十八 白带检查

操作流程	图　解
5. 用长棉签自后穹隆处挑取少许白带(图18-4)。	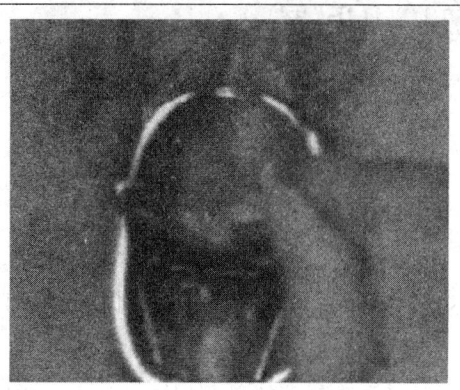 图 18-4
6. 将白带放在盛有少量生理盐水的小试管中制成混悬液。必要时可再进行双合诊检查(图18-5)。	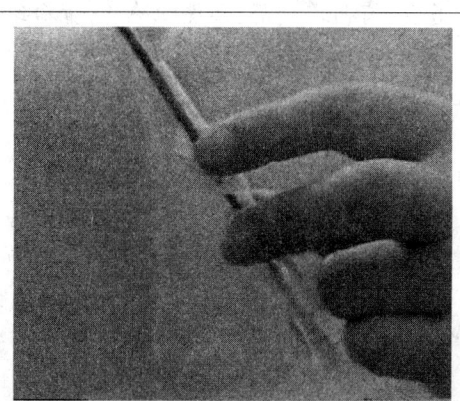 图 18-5
7. 扶持患者穿衣裤、下床;清洗窥阴器、更换臀垫、清洗双手;填写化验单、检查记录、签名;整理用物。	

四、注意事项

1. 操作应规范,动作轻柔。
2. 用物、污物处理恰当。
3. 取材部位及标本制作方法正确。
4. 能主动与患者交流,态度和蔼,操作认真。

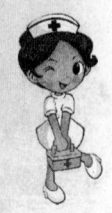

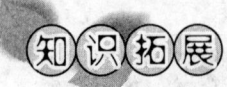

白带常规检查

白带常规的检查一般包括5项。

1. 白带常规的检查项目一

阴道pH值:正常阴道pH在4~4.5之间,呈弱酸性,可防止致病菌在阴道内繁殖。念珠菌性阴道炎pH可以在此范围;患有滴虫性或细菌性阴道炎时白带的pH上升,可大于5~6。

2. 白带常规的检查项目二

阴道清洁度:一般分为四度。

Ⅰ度:有大量阴道杆菌及上皮细胞,无杂菌,无白细胞,视野干净,是正常分泌物。

Ⅱ度:有阴道杆菌、上皮细胞、少量白细胞及杂菌,仍属于正常阴道分泌物。

Ⅲ度:有少许阴道杆菌及鳞状上皮细胞,较多杂菌及白细胞,提示有较轻的阴道炎症。

Ⅳ度:无阴道杆菌,只有少许上皮细胞,有大量白细胞及杂菌。提示有相对较重的阴道炎症,如霉菌性阴道炎、滴虫性阴道炎。

Ⅰ~Ⅱ度属正常,Ⅲ~Ⅳ度为异常白带,表示有阴道炎症。

3. 白带常规的检查项目三

微生物检查:一般会有真菌、滴虫、淋病奈瑟菌等项,如果有,则在结果上表示是"+",没有就是"-"。

4. 白带常规的检查项目四

胺试验:患细菌性阴道病的白带可发出鱼腥味,是由于存在于白带中的胺通过氢氧化钾碱化后挥发出来所致。

5. 白带常规的检查项目五

线索细胞:线索细胞是细菌性阴道病的最敏感最特异的体征。临床医生根据胺试验阳性及有线索细胞即可做出细菌性阴道病的诊断。

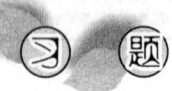

1. 用阴道分泌物悬滴查假丝酵母菌时,为提高阳性率,悬滴液最佳的选液是 （ ）
   A. 4%碳酸氢钠液　　B. 10%氢氧化钾液　　C. 0.9%生理盐水
   D. 0.2%苯扎溴铵　　E. 1%乳酸液
2. 白带检查主要用于 （ ）
   A. 防癌普查　　B. 查滴虫与真菌　　C. 检查阴道pH
   D. 了解卵巢功能　　E. 了解子宫内膜情况
3. 病例分析

某女,31岁,主诉白带增多伴外阴瘙痒,为明确诊断护士应建议她做什么辅助检查?

实训十八 白带检查

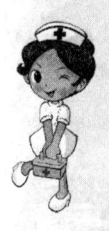

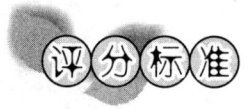

白带检查考核评分标准

班级：　　　　姓名：　　　　学号：　　　　得分：

操作顺序	操作要求		分值	评分等级				得分	主要问题
				A	B	C	D		
着装	服装、鞋帽整洁，仪表大方，举止端庄		5	5	3	1	0		
操作前准备	操作者准备及患者准备		5	5	3	1	0		
	物品准备		5	5	3	1	0		
操作流程	1. 外阴视诊后，放置阴道窥器		10	10	7	5	2～0		
	2. 观察白带量、性状及分布范围		5	5	3	1	0		
	3. 观察阴道及宫颈情况		5	5	3	1	0		
	4. 用长棉签自后穹隆处取少许白带		10	10	7	5	2～0		
	5. 将白带放在盛有少量生理盐水的小试管中制成混悬液		10	10	7	5	2～0		
	6. 填写化验单，酌情行滴虫、念珠菌及细菌学检查		10	10	7	5	2～0		
操作后处理	扶持患者穿衣裤、下床		3	3	2	1	0		
	清洗窥器、手套；更换臀垫；清洗双手		5	5	3	1	0		
	处理其他用物，放回原处		2	2	1	0	0		
	洗手、脱口罩、填写检查记录		5	5	3	1	0		
综合评分	熟练程度	动作轻巧、稳当、准确	5	5	3	1	0		
	理论提问	问题回答正确	10	10	7	5	2～0		
		叙述流畅	5	5	3	1	0		
总分			100						

监考教师：　　　　　　　　　考核时间：

（储丽琴）

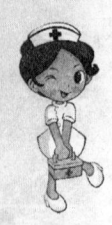

实训十九　宫颈黏液检查

实训目标

1. 掌握宫颈黏液检查的物品准备及操作方法。
2. 熟悉宫颈黏液检查的临床意义。

实训内容

一、操作目的

宫颈黏液检查是一种检查卵巢功能的方法,常根据宫颈黏液形状、结晶类型来判断是否早孕或月经失调,探测闭经原因及诊断功能失调性子宫出血的类型等。

二、操作准备

1. 人员准备

（1）操作者准备:戴口罩、帽子,对好照明灯光;放好臀垫,戴清洁手套。注意用屏风遮挡,保护患者隐私。

（2）患者准备:向患者解释此项检查的目的及意义,消除其紧张和疑虑,取得其配合;嘱患者排空膀胱、脱去一侧裤腿;协助患者上检查床,取膀胱截石位,两足放支腿架上,臀部下缘齐床边,两手放于身体两侧,嘱其放松。

2. 物品准备　窥阴器、清洁 PE 手套、消毒干棉球、长棉签、长镊子、玻片、显微镜、臀垫、照明灯、污物桶、无菌持物钳、污物浸泡桶（内盛消毒液）。

3. 环境准备　病室安静、整洁,温、湿度适宜。

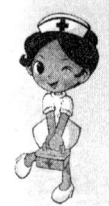

三、操作程序

操作流程	图　解
1. 放置窥器暴露宫颈。 2. 观察宫颈外口形状，测出宫颈黏液黏稠度、性状及量。 3. 用干棉球拭净子宫颈及阴道穹隆部分泌物(图 19-1)。	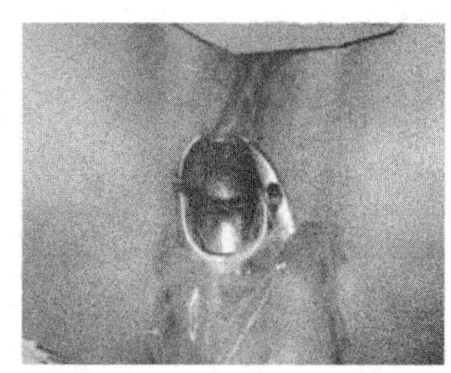 图 19-1
4. 用长镊子伸入宫颈管内 1 cm 左右，夹取黏液(图 19-2)。 5. 取出并张开长镊子，观察黏液性状及拉丝长度(图 19-3)。	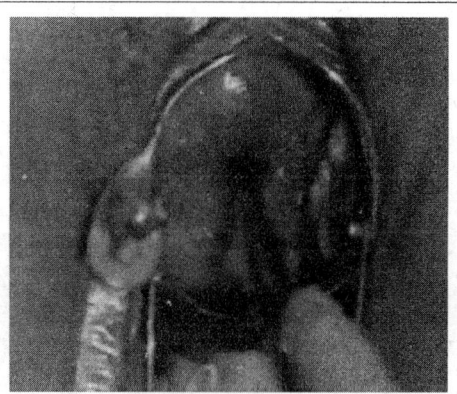 图 19-2 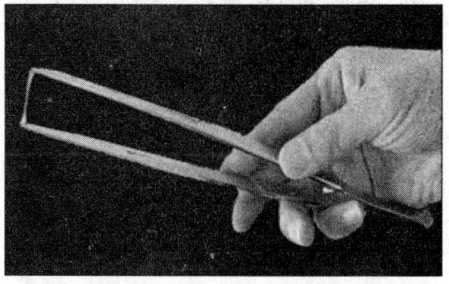 图 19-3

操作流程	图　解
6. 将夹取的黏液置于干玻片上，顺一个方向涂抹并观察拉丝的最大长度（图 19-4）。	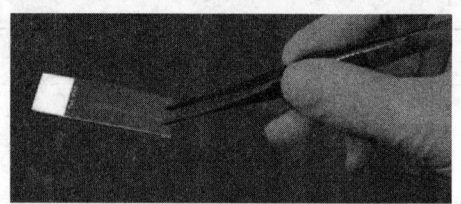 图 19-4
7. 将玻片晾干，置低倍镜下观察结晶形态（图 19-5）。	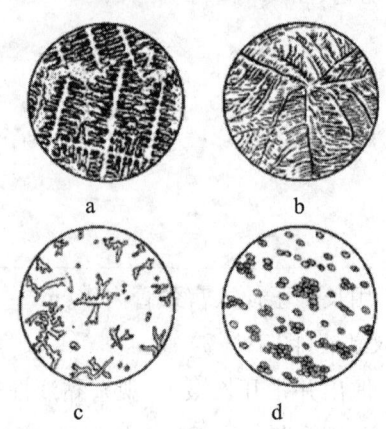 图 19-5 A. "3+"典型结晶；B. "2+"较典型结晶 C. "+"不典型结晶；D. "-"椭圆小体
8. 清洗窥阴器；更换臀垫；清洗双手。	
9. 扶持患者穿衣裤、下床。	
10. 填写检查记录。	

四、注意事项

1. 操作应规范。
2. 用物、污物处理恰当。
3. 取材部位正确，黏液置于干玻片上应顺一个方向涂抹，不可来回涂抹。
4. 能主动与患者交流，态度和蔼，操作认真，观察仔细。

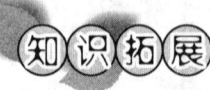

1. 宫颈黏液检查为什么能够了解卵巢功能？

实训十九　宫颈黏液检查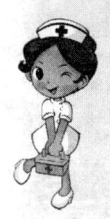

卵巢有生殖及内分泌两大功能,伴随着周期性排卵,卵巢还周期性分泌雌激素、孕激素及雄激素。宫颈黏液是宫颈腺体的分泌物。有正常卵巢功能的育龄妇女在卵巢性激素的影响下,宫颈黏液的物理、化学性状有周期性变化。正常情况下,结晶的多少及羊齿状的完整与否,提示体内雌激素水平的高低。一般于月经第十天开始出现不典型结晶,随着体内雌激素水平的升高,转变为较低典型结晶,至排卵期体内雌激素水平达到高峰,可见典型的羊齿状结晶,排卵后结晶逐渐模糊,约在月经周期的第22天左右结晶完全消失,转为排列成行的椭圆体。临床常据此来预测排卵期,诊断妊娠,估计早孕预后,鉴别闭经类型,诊断功能失调性子宫出血。

2. 宫颈黏液拉丝试验的临床意义

该法常用于鉴别闭经的原因及判断有无排卵。正常月经前半周期卵巢只分泌雌激素,雌激素使宫颈黏液稀薄透明,延展性长,排卵期体内雌激素水平达到高峰,黏液可拉到7～10 cm以上而不断,表示雌激素高度影响,缺乏孕激素作用,提示无排卵或未孕。排卵后卵巢黄体细胞既分泌雌激素也分泌孕激素,此时宫颈黏液变稠,即无拉丝现象。若黏液多如鸡蛋清时,为接近排卵期的现象。如黏液的黏稠度变化不大,表示雌激素水平低落,卵巢功能不全。

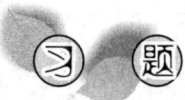

1. 宫颈黏液涂片检查结果呈典型羊齿植物状结晶,提示月经周期处于　　　　　　(　)
   A. 月经期　　　　B. 月经后　　　　C. 排卵前
   D. 月经前　　　　E. 排卵后

2. 宫颈黏液涂片检查结果呈典型椭圆小体,提示月经周期处于　　　　　　　　　(　)
   A. 第1～5天　　　B. 第7～14天　　　C. 第15～18天
   D. 第18～20天　　E. 第22～26天

3. 患者,女,33岁,婚后5年一直未孕,妇科检查见宫颈黏液分泌量多,稀薄,易拉丝,宫颈黏液的这种特性是受哪种激素影响　　　　　　　　　　　　　　　　　　(　)
   A. HCG　　　　　B. 泌乳素　　　　C. 雌激素
   D. 孕激素　　　　E. 雄激素

4. 病例分析

王女士,27岁,婚后3年未孕,16岁来月经,1～2个月一次,每次6～8天,量中等,无痛经,经夫妇双方检查,男方精液常规结果正常,女方阴道通畅,宫颈红,呈颗粒状,宫口见清亮透明状分泌物,宫体前位,大小及活动度正常,附件未见异常,基础体温测定为单相,月经前宫颈黏液涂片检查结果呈典型羊齿植物状结晶,未见椭圆小体。问:

该病人可能不孕的原因是什么?

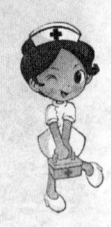

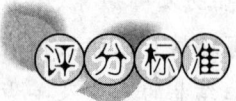

宫颈黏液检查考核评分标准

班级：　　　　姓名：　　　　学号：　　　　得分：

操作顺序	操作要求	标准分	评分等级 A	B	C	D	实际得分	主要问题
着装	服装、鞋帽整洁,仪表大方,举止端庄	5	5	3	1	0		
操作前准备	操作者准备及患者准备	5	5	3	1	0		
	物品准备	5	5	3	1	0		
操作流程	1. 放置窥阴器暴露宫颈	10	10	7	5	2~0		
	2. 观察宫颈外口形状及宫颈黏液黏稠度及量	5	5	3	1	0		
	3. 用干棉球拭净子宫颈及阴道穹隆部分泌物	5	5	3	1	0		
	4. 用长镊子伸入宫颈管内 1 cm 左右,夹取黏液	10	10	7	5	2~0		
	5. 取出并张开长镊子,观察黏液性状及拉丝长度	5	5	3	1	0		
	6. 将夹取的黏液置于干玻片上,顺一个方向涂抹并观察拉丝的最大长度	10	10	7	5	2~0		
	7. 将玻片晾干,置低倍镜下观察结晶形态	5	5	3	1	0		
操作后处理	清洗窥阴器、手套;更换臀垫;清洗双手	5	5	3	1	0		
	扶持患者穿衣裤、下床	3	3	2	1	0		
	处理其他用物,放回原处	2	2	1	0	0		
	洗手、脱口罩、填写检查记录	5	5	3	1	0		
综合评分	熟练程度　动作轻巧、稳当、准确	5	5	3	1	0		
	理论提问　问题回答正确	10	10	7	5	2~0		
	叙述流畅	5	5	3	1	0		
总分		100						

监考教师：　　　　考核时间：

（储丽琴）

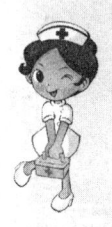

实训二十 宫颈刮片

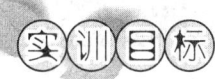

1. 掌握宫颈刮片检查的操作方法。
2. 熟悉宫颈刮片法的临床意义。

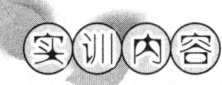

一、操作目的

宫颈刮片细胞学检查为妇科常用的诊疗手段,适用于生殖道炎症的病原体检测、卵巢功能检查、内生殖器肿瘤,尤其是宫颈癌的筛查等。

二、操作准备

1. 人员准备

(1) 操作者准备:戴口罩、帽子,对好照明灯光;放好臀垫,戴清洁手套。注意用屏风遮挡,保护患者隐私。

(2) 患者准备:取标本前24小时内,禁止阴道内任何刺激(性交、阴道检查、灌洗、上药等);向患者解释此项检查的目的及意义,消除其紧张和疑虑,取得其配合;嘱患者排空膀胱、脱去一侧裤腿;协助患者上检查床,取膀胱截石位,两足放支腿架上,臀部下缘齐床边,两手放于身体两侧,嘱其放松。

2. 物品准备 窥阴器、有盖敷料缸(分别盛消毒干棉球、干纱布块)、长镊子、无菌持物钳、火柴、粗棉线或橡皮筋、臀垫、照明灯、污物桶、污物浸泡桶(内盛消毒液)、标本瓶(内盛95%乙醇)。

3. 环境准备 病室安静、整洁,温、湿度适宜。

三、操作程序

操作流程	图　解
1. 放置窥阴器暴露宫颈(图 20-1)。	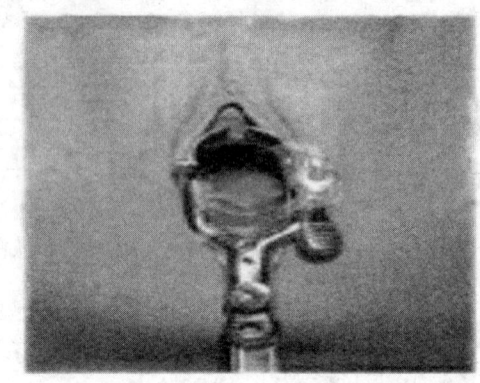 图 20-1
2. 轻轻拭去宫颈口及其周边的分泌物(图 20-2)。	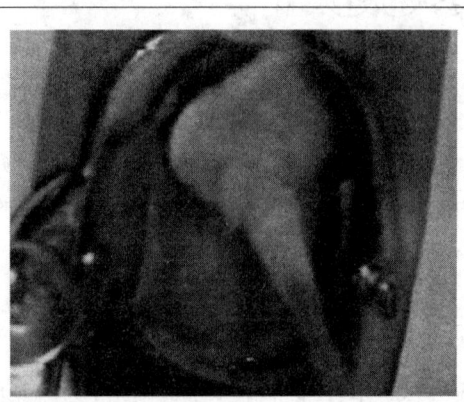 图 20-2

实训二十 宫颈刮片

操作流程	图 解
3. 取宫颈木刮板,将尖端伸入宫颈口内,在子宫颈外口与子宫颈管交界处,以宫颈外口为圆心旋刮一周。如有宫颈糜烂者,应在糜烂区与正常组织交界处刮取(图20-3、图20-4)。 另外可用子宫颈刷刷取(图20-5)。	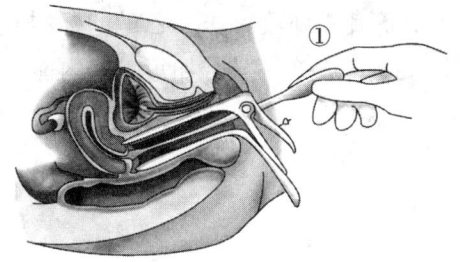 图 20-3 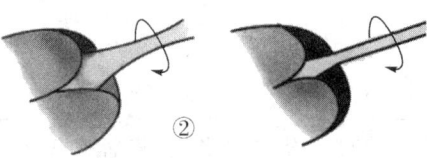 图 20-4 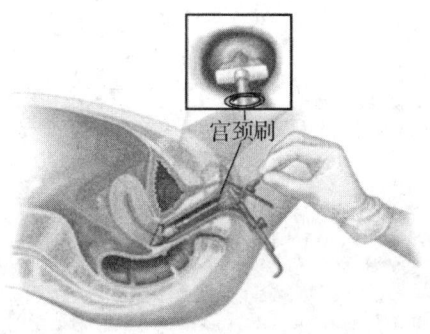 图 20-5
4. 将已取好标本的刮板立即在玻片上顺同一个方向推移,做成匀薄涂片(图20-6)。	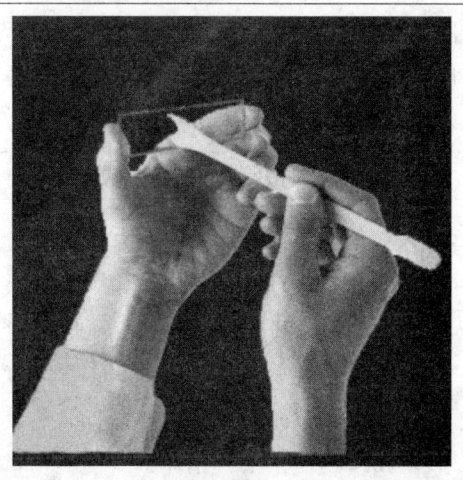 图 20-6

操作流程	图　解
5. 涂片立即放入95％乙醇的标本瓶中,固定15～30分钟(如短时间内能染色,可不固定)(图20-7)。	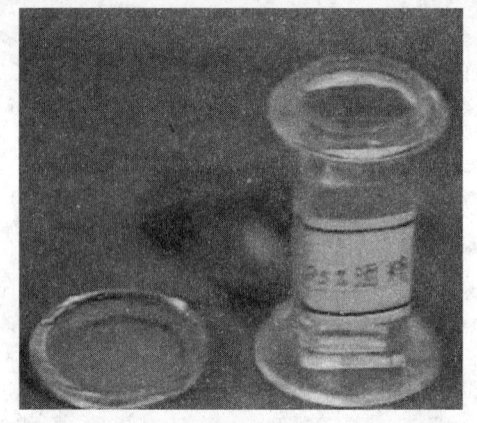 图 20-7
6. TCT检查是将采集器(宫颈刷)刷取的组织置入装有细胞保存液的小瓶送检(图20-8)。	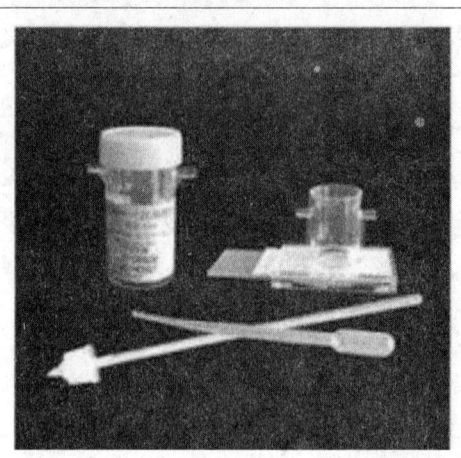 图 20-8
7. 扶持患者穿衣裤、下床。清洗窥阴器;更换臀垫;清洗双手。认真填写涂片检查申请单,注明涂片号及病历号。	
8. 整理用物,按废物分类正确处理。	

四、注意事项

1. 操作应规范,刮片用力适当,避免用力过大致出血。
2. 刮片选取位置正确,涂片制作规范。
3. 用物及污物处理恰当。
4. 病历、申请单书写清晰。
5. 能主动与患者交流,态度和蔼,动作轻柔,观察仔细。

实训二十 宫颈刮片

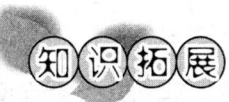

TCT检查优点　TCT检查是采用液基薄层细胞检测系统检测宫颈细胞并进行TBS(The Bethesda System, TBS)细胞学描述性诊断,它是目前国际上最先进的一种宫颈癌细胞学检查技术,与传统的宫颈刮片巴氏染色涂片检查相比在制片技术上有重大突破,该方法镜下细胞分布均匀,图像清晰,明显提高了标本的满意度及宫颈异常细胞的检出率,有关资料显示TCT对宫颈癌细胞的检出率达95%以上,同时还能及时发现癌前病变;微生物感染如真菌、滴虫、衣原体以及HPV病毒等。TCT液基宫颈细胞学检查取样方便,无创伤性,病人无痛苦,易于接受。

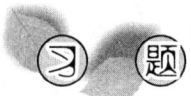

1. 一妇科检查诊断为慢性宫颈炎的患者,询问为何仍需做宫颈刮片,护士的解释是（　）
   A. 需进一步确诊
   B. 为局部物理治疗作术前准备
   C. 为预防物理治疗时出血
   D. 以排除早期宫颈癌
   E. 临床表现不典型
2. 宫颈癌最好发的部位是（　）
   A. 鳞状上皮　　　　　　　　　B. 柱状上皮
   C. 鳞-柱状上皮交接处移行带区　　D. 宫颈管腺上皮
   E. 鳞状上皮增生区
3. 宫颈癌早期筛查最常用的方法是（　）
   A. 宫颈活检　　　　　　　　　B. 碘试验
   C. 宫颈刮片细胞学检查　　　　　D. 阴道镜检查
   E. 宫颈锥形切除,病理检查
4. 阴道及宫颈细胞学检查的禁忌证是（　）
   A. 异常闭经　　　　　　　　　B. 宫颈炎症
   C. 宫颈癌筛选　　　　　　　　D. 宫腔占位病变
   E. 月经期
5. 我国女性生殖器恶性肿瘤最常见的类型是（　）
   A. 宫颈癌　　　　　　　　　　B. 子宫内膜癌
   C. 子宫肉瘤　　　　　　　　　D. 卵巢癌

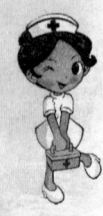

E. 绒毛膜上皮癌

6. 病例分析

赵某,35岁,孕2产1,因为白带增多、接触性出血来诊,妇科检查见子宫颈重度糜烂。为明确诊断和进一步治疗,准备行宫颈细胞学检查。她很焦急地等待着,不知所措。问:

(1) 如何做宫颈细胞学检查?

(2) 作为护士你如何向病人解释检查的目的?

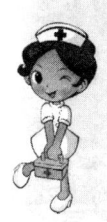

实训二十　宫颈刮片

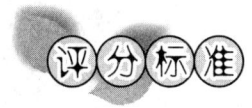

宫颈刮片考核评分标准

班级：　　　　姓名：　　　　学号：　　　　得分：

操作顺序	操作要求	标准分	评分等级 A	B	C	D	实际得分	主要问题
着装	服装、鞋帽整洁,仪表大方,举止端庄	5	5	3	1	0		
操作前准备	操作者准备及患者准备	5	5	3	1	0		
	物品准备	5	5	3	1	0		
操作流程	1. 放置窥阴器暴露宫颈	5	5	3	1	0		
	2. 拭去宫颈口及其周边的分泌物	5	5	3	1	0		
	3. 取宫颈刮板,尖端伸入宫颈口内,在子宫颈外口与子宫颈管交界处,以宫颈外口为圆心旋刮一周	10	10	7	5	2～0		
	4. 将已取好标本的刮板立即在玻片上顺同一个方向推移,做成匀薄涂片	10	10	7	5	2～0		
	5. 涂片放入95%乙醇的标本瓶中,固定15～30分钟	5	5	3	1	0		
	6. 标本转送外院检查时,应将两玻片间用火柴棒隔开,涂片面朝里,捆扎好,贴上姓名标签送检	10	10	7	5	2～0		
操作后处理	清洗窥阴器、手套;更换臀垫;清洗双手	5	5	3	1	0		
	扶持患者穿衣裤、下床	3	3	2	1	0		
	处理其他用物,放回原处	2	2	1	0	0		
	填写涂片检查申请单,注明涂片号及病历号	10	10	7	5	2～0		
综合评分	熟练程度 动作轻巧、稳当、准确	5	5	3	1	0		
	理论提问 问题回答正确	10	10	7	5	2～0		
	叙述流畅	5	5	3	1	0		
总分	100	100						

监考教师：　　　　　　　　考核时间：

（储丽琴）

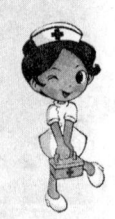

实训二十一 宫颈活检

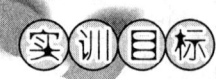

1. 掌握宫颈活检的物品准备及操作方法。
2. 熟悉宫颈活体组织检查的临床意义。

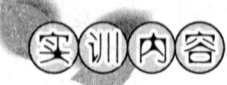

一、操作目的

宫颈活检是诊断宫颈癌最可靠的依据,多用在宫颈可疑有癌变,或是宫颈刮片有可疑的癌细胞,或可疑有特异性的炎症,如宫颈结核、阿米巴、尖锐湿疣感染等。宫颈活检可以明确诊断,确定治疗方法。

二、操作准备

1. 人员准备

(1) 操作者准备:戴口罩、帽子,对好照明灯光;放好臀垫,戴清洁手套。注意用屏风遮挡,保护患者隐私。将标本外标明患者姓名、检查日期、标本号、取材部位。

(2) 患者准备:向患者解释此项检查的目的及意义,消除其紧张和疑虑,取得其配合;嘱患者排空膀胱、脱去一侧裤腿;协助患者上检查床,取膀胱截石位,两足放支腿架上,臀部下缘齐床边,两手放于身体两侧,嘱其放松。

2. 物品准备　窥阴器、清洁 PE 手套、宫颈钳、长镊子、无菌持物钳、活检钳、有盖敷料缸(分别盛干棉球和带尾线棉球、0.1%苯扎溴铵棉球、干纱布块)、4%甲醛溶液、标签瓶、臀垫、照明灯、污物桶、污物浸泡桶(内盛消毒液)。

3. 环境准备　病室安静、整洁,温、湿度适宜。

三、操作程序

操作流程	图　解
1. 放置窥阴器暴露宫颈，观察宫颈有无可疑病变区（图 21-1）。	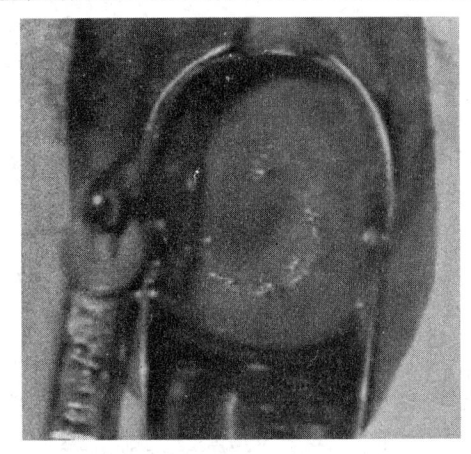 图 21-1
2. 消毒宫颈（图 21-2）。	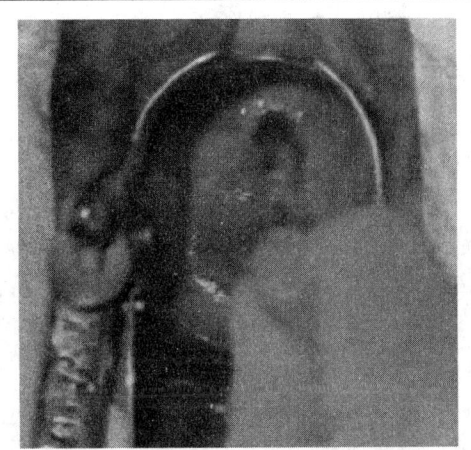 图 21-2
3. 用宫颈钳轻夹宫颈上唇（图 21-3）。	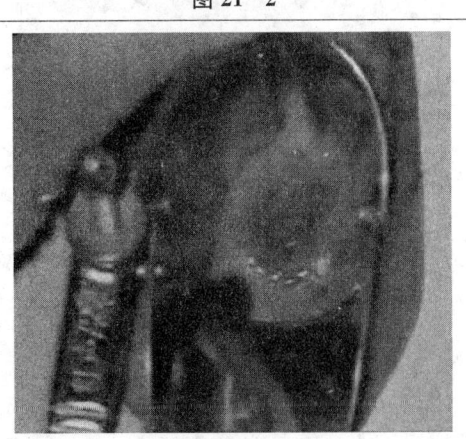 图 21-3

操作流程	图　解
4. 左手扶持宫颈钳固定宫颈（图 21-4）。	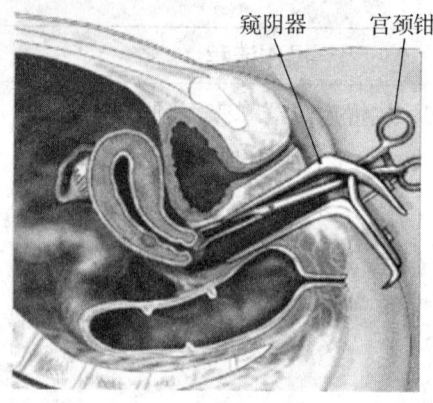 图 21-4
5. 右手持活检钳先后钳取宫颈外口鳞-柱上皮交接处 3、6、9、12 点处或肉眼观察可疑病变区组织（图 21-5、图 21-6）。 注意： （1）操作应规范。 （2）取材部位及标本制作方法正确。 （3）操作态度：能主动与患者交流，态度和蔼，操作认真，观察仔细。	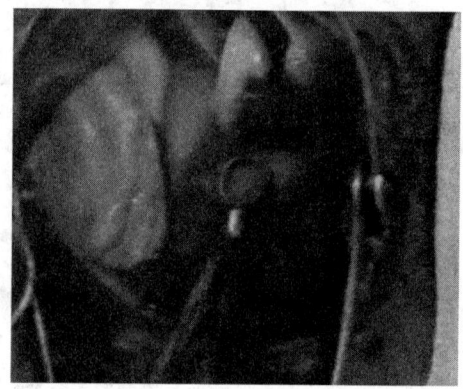 图 21-5 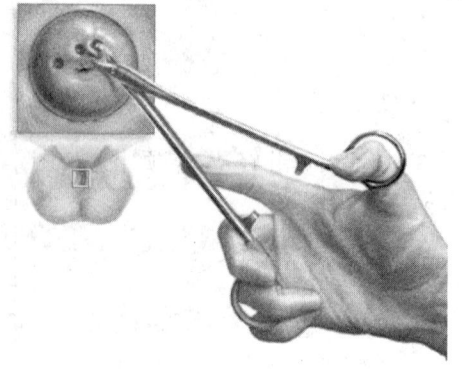 图 21-6

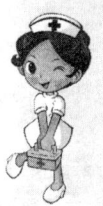

实训二十一 宫颈活检

操作流程	图 解
6. 分别将钳取的组织分装在盛有10%甲醛溶液的小瓶中,写好标签送检(图21-7)。	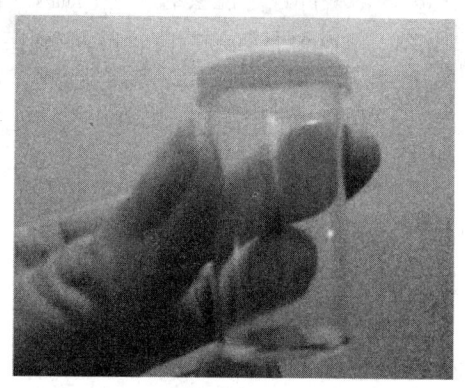 图 21-7
7. 钳取组织后创面用带尾线棉球(也可用纱布块代替带尾线棉球)压迫止血,尾线或纱布块一角留于阴道口,嘱患者24小时后自己取出(图21-8)。	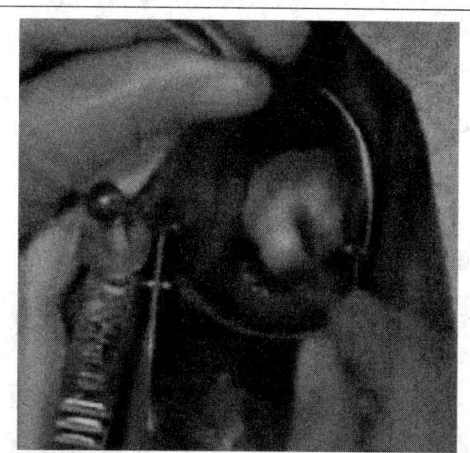 图 21-8
8. 扶持患者穿衣裤、下床。清洗使用的器械,放浸泡桶;更换臀垫;清洗双手。整理用物,按废物分类正确处理。	
9. 填写手术记录及病理检查送检单。	

四、注意事项

宫颈活检应注意以下几点:

(1) 月经前1周及月经期最好不做,以防出血及增加感染机会。

(2) 术前应事先检查阴道清洁度,确诊没有阴道炎后方可进行活检。

(3) 避免盲目活检,应在碘染色下多点活检。如有阴道镜设备,可在阴道镜下取材活

123

检,提高诊断准确率。

(4) 因活检部位可能会有少量出血,故宫颈活检后 2 周内避免性生活、阴道灌洗或坐浴。当阴道出血多时(多于月经量),应到医院进行检查及治疗。

##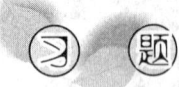

1. 确诊宫颈癌最可靠的方法是　　　　　　　　　　　　　　　　　　　　　　　(　)

   A. 碘试验　　　　　　　　　　　　B. 宫颈刮片细胞学检查

   C. 宫颈及宫颈管活体组织检查　　　　D. 阴道镜检查

   E. 分段诊刮

2. 宫颈癌的病因主要为　　　　　　　　　　　　　　　　　　　　　　　　　　(　)

   A. 早婚、早育、多产　　　　　　　　B. 包皮垢的影响

   C. 疱疹病毒Ⅱ型感染　　　　　　　　D. 慢性宫颈炎及宫颈裂伤

   E. 以上多种因素的协同作用

3. 下述哪项是早期宫颈癌的症状　　　　　　　　　　　　　　　　　　　　　　(　)

   A. 反复阴道出血　　　　　　　　　　B. 阴道大量排液

   C. 接触性阴道出血　　　　　　　　　D. 大腿部疼痛

   E. 恶病质

4. 病例分析

   刘某,女,40 岁,自诉宫颈糜烂多年,近 2 月时有同房后出血,检查:宫颈肥大、质硬、Ⅱ度糜烂,接触性出血,子宫正常大,活动好,无宫旁增厚、压痛。双附件未触及异常。行宫颈细胞学涂片为Ⅳ级。心理紧张、恐惧。问:

   (1) 作为护士指导患者最终确诊应行什么检查?

   (2) 宫颈活组织检查的部位如何确定?

   (3) 宫颈活检术后患者应注意什么?

实训二十一 宫颈活检

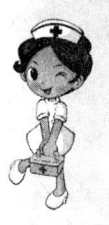

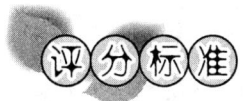

宫颈活检考核评分标准

班级：　　　　姓名：　　　　学号：　　　　得分：

操作顺序	操作要求	标准分	评分等级 A	B	C	D	实际得分	主要问题
着装	服装、鞋帽整洁,仪表大方,举止端庄	5	5	3	1	0		
操作前准备	操作者及患者准备	5	5	3	1	0		
	物品准备	5	5	3	1	0		
操作流程	1. 放置窥阴器暴露宫颈	5	5	3	1	0		
	2. 消毒宫颈	5	5	3	1	0		
	3. 用宫颈钳轻夹宫颈上唇	5	5	3	1	0		
	4. 左手扶持宫颈钳固定宫颈	5	5	3	1	0		
	5. 右手持活检钳先后钳取宫颈外口鳞-柱上皮交接处3、6、9、12点处或肉眼观察可疑病变区组织	10	10	7	4	0		
	6. 分别将钳取的组织分装在盛有10%甲醛溶液的小瓶中,写好标签送检	10	10	7	4	0		
	7. 创面用带尾线棉球(或纱布块)压迫止血	10	10	7	4	0		
操作后处理	清洗使用的器械,放浸泡桶;更换臀垫;清洗双手	5	5	3	1	0		
	扶持患者穿衣裤、下床	3	3	2	1	0		
	填写手术记录及病理检查送检单	7	7	4	1	0		
综合评分	熟练程度 动作轻巧、稳当、准确	5	5	3	1	0		
	理论提问 问题回答正确	10	10	7	4	0		
	叙述流畅	5	5	3	1	0		
总分		100						

监考教师：　　　　　　　考核时间：

（储丽琴）

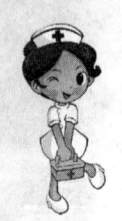

实训二十二 阴道后穹隆穿刺术

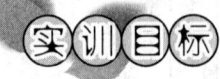

1. 掌握阴道后穹隆穿刺术的术前准备。
2. 熟悉阴道后穹隆穿刺术的临床意义。

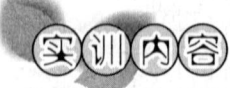

一、操作目的

了解子宫直肠陷凹有无积液及其性质,适用于异位妊娠腹腔内出血的诊断;盆腔炎积液抽液送检;盆腔炎积脓穿刺引流;助孕技术时在B超监测下取卵等。

二、操作准备

1. 人员准备

(1) 操作者准备:换鞋、穿工作服、戴口罩、帽子,对好照明灯光;放好臀垫,戴消毒手套。注意用屏风遮挡,保护患者隐私。

(2) 患者准备:向患者解释此项检查的目的及意义,消除其紧张和疑虑,取得其配合;嘱患者排空膀胱、脱去一侧裤腿;协助患者上检查床,取膀胱截石位,两足放支腿架上,臀部下缘齐床边,两手放于身体两侧,嘱其放松。

2. 物品准备　弯盘1个,阴道窥器1个,宫颈钳1把,卵圆钳1把,无菌试管1个、后穹隆穿刺包(内有18号穿刺针1个,10 ml或20 ml注射器1支,孔巾1块,纱布2块),消毒溶液,无菌手套。

3. 环境准备　病室安静、整洁,温、湿度适宜。

三、操作程序

操作流程	图 解
1. 病人取膀胱截石位,常规消毒外阴、阴道后铺孔巾(图22-1)。	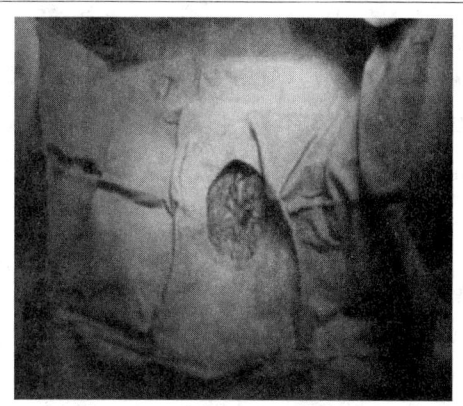 图 22-1
2. 用窥阴器暴露宫颈与阴道后穹隆,局部再次消毒(图22-2)。	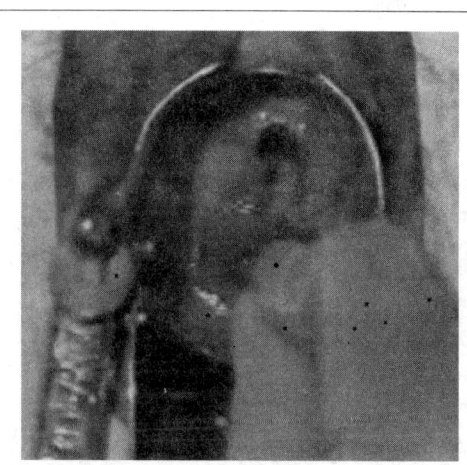 图 22-2
3. 用宫颈钳夹持宫颈后唇向前牵引,充分暴露阴道后穹隆,用聚维酮碘棉球再次消毒后穹隆部(图22-3)。	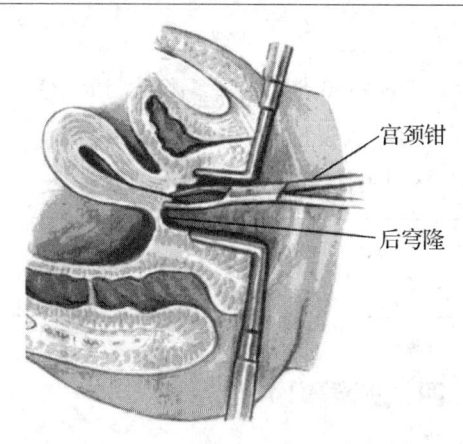 图 22-3

操作流程	图　解
4. 将针头与针管连接后，在后穹隆中央部距宫颈阴道交界 1 cm 处平行进针，当针穿过阴道壁后有落空感时，表示进入直肠子宫陷凹，穿刺深度为 2～3 cm，然后调整针头偏向病侧，边抽吸边退针（图 22-4、图 22-5）。	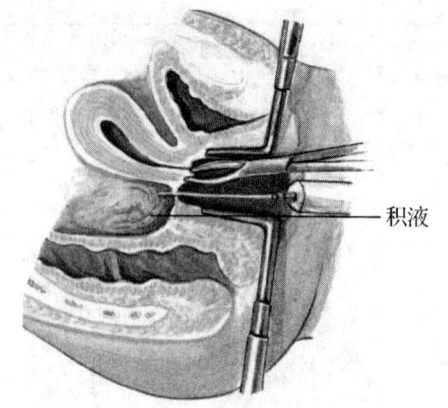 图 22-4 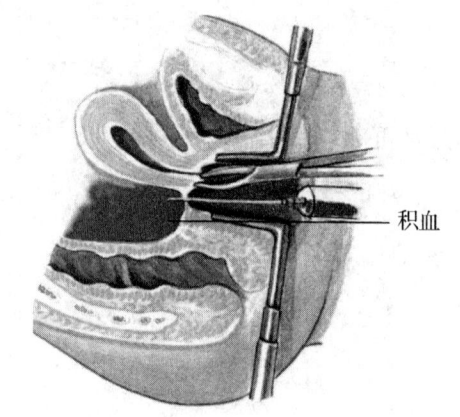 图 22-5
5. 抽吸完毕后拔针，局部以无菌纱布压迫片刻，止血后取出宫颈钳和窥阴器。	
6. 扶持患者穿衣裤、下床。清洗使用的器械，放浸泡桶；更换臀垫；清洗双手。整理用物，按废物分类正确处理。	
7. 填写手术记录及病理检查送检单。	

四、注意事项

1. 操作应规范。

实训二十二 阴道后穹隆穿刺术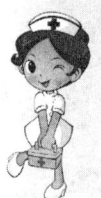

2. 用物、污物处理恰当。
3. 取材部位及标本制作方法正确。
4. 能主动与患者交流,态度和蔼,操作认真,观察仔细。

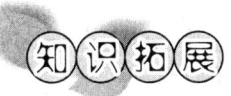

阴道后穹隆解剖特点及临床意义

阴道是一个管状结构,其上端围绕子宫颈的部分称为阴道穹隆,按其部位又分为前、后、左、右四部。后穹隆比前穹隆深,所以阴道后壁比前壁长。正常妇女阴道前壁长 7～9 cm,后壁长 10～12 cm。后穹隆的顶部,隔着薄薄的一层阴道后壁,就是子宫直肠陷窝,这是腹膜腔最低的部位。"水往低处流",腹腔内的渗出液或脓液或血液常聚集在这里,甚至肿瘤也常贴近这里,所以临床上可于阴道后穹隆作穿刺,用以辨明子宫直肠陷窝积液及贴接该处肿块内容的性质,从而探究病因,明确诊断。比如宫外孕或黄体破裂引起的内出血、盆腔炎性积液、盆腔脓肿等,均可经后穹隆穿刺、抽吸、辨识,具有重要的临床意义。

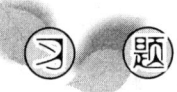

1. 关于阴道后穹隆穿刺术说法不正确的是 ( )
   A. 操作中注意观察患者病情变化
   B. 穿刺时如误入直肠,应立即拔出针头,直接重新穿刺
   C. 血液凝固者为血管内血液
   D. 血液不凝固,提示为腹腔内出血
   E. 浅红色稀薄液,多为盆腔炎性渗出液
2. 有助于异位妊娠诊断的检查不包括 ( )
   A. 盆腔检查　　B. 妊娠试验　　C. B 型超声
   D. 阴道后穹隆穿刺　E. 大便隐血试验

(3～4 题共用病例)

患者,女,30 岁,已婚,生育史:1-0-1-1,宫内节育器避孕,因"停经 45 天,阴道少量流血 1 日伴下腹隐痛 8 小时"就诊。体检:神志清,心肺(一),生命体征正常,尿妊娠试验弱阳性。

3. 简单而可靠的辅助检查方法是 ( )
   A. 血常规　　B. 腹部 X 线摄片　　C. B 型超声
   D. 阴道后穹隆穿刺　E. 腹腔镜检查

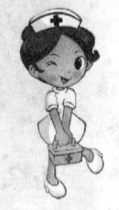

4. 为确诊,除了妇科检查之外,此时最有价值的辅助检查方法是　　　　　　　(　　)
   A. 血常规　　　　　　B. 腹部 X 线摄片　　　C. B 型超声
   D. 阴道后穹隆穿刺　　E. 腹腔镜检查

5. 病例分析

　　28 岁已婚妇女,停经 50 天,4 天前出现间断阴道流血,伴有右下腹隐痛,今晨大便时,突感右下腹撕裂样疼痛,伴有头晕、眼花、肛门坠胀感。送至医院时,BP10.6/6.7 kPa (80/50 mmHg),P106 次/分钟,R24 次/分钟,面色苍白,四肢冰冷,全腹压痛,反跳痛,以右侧为重,阴道出血少量,暗红色,后穹隆饱满,子宫前位,稍大,双侧附件压痛,以右侧为重,Hb65 g/L。病人及其家属异常紧张恐惧,为了进一步明确诊断与治疗,医生告诉护士立即行阴道后穹隆穿刺术。问:

　　(1) 作为护士的你知道如何做阴道后穹隆穿刺术吗?

　　(2) 应准备些什么物品?

实训二十二 阴道后穹隆穿刺术

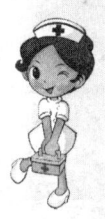

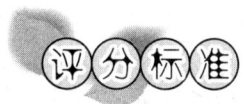

阴道后穹隆穿刺术考核评分标准

班级：　　　　姓名：　　　　学号：　　　　得分：

操作顺序	操作要求	标准分	评分等级 A	B	C	D	实际得分	主要问题
着装	服装、鞋帽整洁,仪表大方,举止端庄 语言柔和恰当,态度和蔼可亲	5	5	3	1	0		
操作前准备	操作者准备及患者准备	5	5	3	1	0		
	物品准备	5	5	3	1	0		
操作流程	1. 常规消毒外阴、阴道后铺孔巾	5	5	3	1	0		
	2. 用窥阴器暴露宫颈与后穹隆,局部再次消毒	5	5	3	1	0		
	3. 用宫颈钳夹持宫颈后唇向前牵引,充分暴露阴道后穹隆,用聚维酮碘棉球再次消毒后穹隆部	10	10	7	4	0		
	4. 穿刺定位进针准确,穿刺深度约适宜,退针操作正确	10	10	7	4	0		
	5. 抽吸完毕后拔针,局部以无菌纱布压迫片刻,止血后取出宫颈钳和窥阴器	10	10	7	4	0		
	6. 将抽出的液体先肉眼观察性状,再送检或培养	10	10	7	4	0		
操作后处理	扶持患者穿衣裤、下床	3	3	2	1	0		
	清洗窥阴器、手套;更换臀垫;清洗双手	5	5	3	1	0		
	填写手术记录及病理检查送检单	7	7	4	1	0		
综合评分	熟练程度 动作轻巧、稳当、准确	5	5	3	1	0		
	理论提问 问题回答正确	10	10	7	4	0		
	叙述流畅	5	5	3	1	0		
总分		100						

监考教师：　　　　　　　考核时间：

（储丽琴）

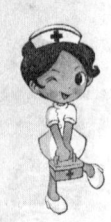

实训二十三　诊断性刮宫术

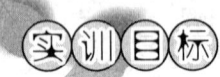

1. 掌握诊断性刮宫术的适应证、禁忌证及操作方法。
2. 熟悉诊断性刮宫术的临床意义。
3. 养成认真负责的操作作风,树立对患者关爱体贴的理念。

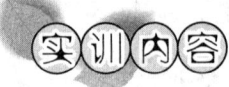

一、操作目的

诊断性刮宫术是妇产科常用的诊疗技术,通过诊刮可以了解子宫内膜病变,如:炎症、癌变及内分泌失调性疾病等;也可用于某些疾病的治疗,如:不全流产、分娩或引产后胎盘胎膜残留处理,功能失调性子宫出血的止血治疗等。

二、操作准备

1. 人员准备

（1）操作者准备:换鞋、穿工作服、洗手、戴口罩、帽子,对好照明灯光;放好臀垫。准备标本瓶,贴上标签并标明患者姓名、日期、标本号、取材部位。戴消毒手套,坐操作台前。

（2）患者准备:向患者解释此项手术的目的及意义,消除其紧张和疑虑,取得其配合,术前测生命体征,询问病史;嘱患者排空膀胱、脱去一侧裤腿;协助患者上检查床,取膀胱截石位,两足放支腿架上,臀部下缘齐床边,两手放于身体两侧,嘱其放松。

2. 物品准备　刮宫包1个（双层大包布1块,孔巾1块,纱布4块,干棉球数个,长棉签2根,弯盘1个,消毒钳1把,阴道窥器1个,宫颈钳1把,探针1根,宫颈扩器1套,刮匙1个）、消毒手套1副、臀垫、照明灯、标本小瓶、消毒溶液、消毒棉球。

3. 环境准备　病室安静、整洁,温、湿度适宜。

三、操作程序

操作流程	图　解
1. 嘱病人先自行排空膀胱,取膀胱截石位,常规消毒外阴和阴道,铺无菌巾(图23-1)。	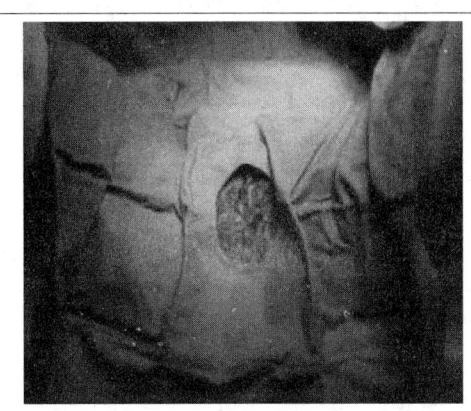 图 23-1
2. 术者进行双合诊检查,了解子宫的屈向、大小及附件的情况(图23-2)。	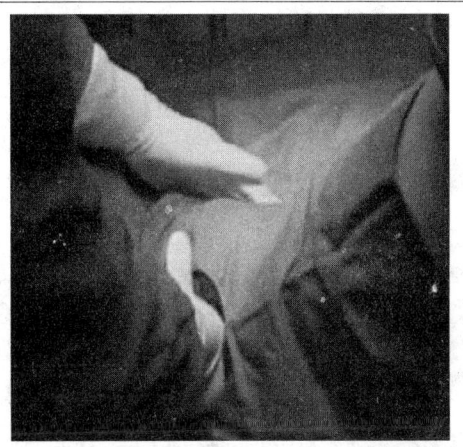 图 23-2
3. 暴露宫颈,轻轻擦除阴道分泌物,重新消毒子宫颈及子宫颈管,用子宫颈钳夹住子宫颈上唇,固定子宫颈,用探针探查子宫腔(图23-3)。	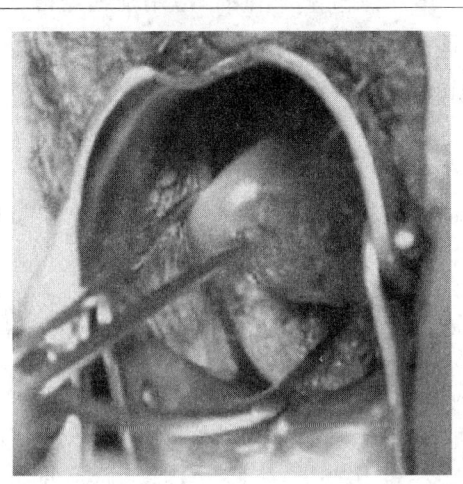 图 23-3

操作流程	图 解
4. 按子宫的屈向,用子宫颈扩张器逐号扩张子宫颈管,直至能进入中号刮匙(图23-4)。	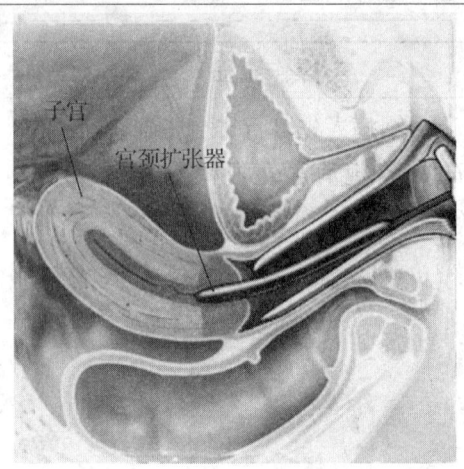 图 23-4
5. 将刮匙顺子宫屈向送至子宫底部,从子宫前壁、侧壁、后壁、子宫底部依次刮取组织(图23-5)。	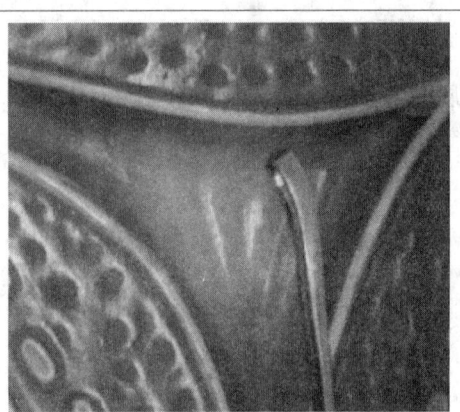 图 23-5
6. 需做分段诊刮者,应用刮匙先自宫颈内口向外口刮一周,再刮子宫腔(图23-6)。	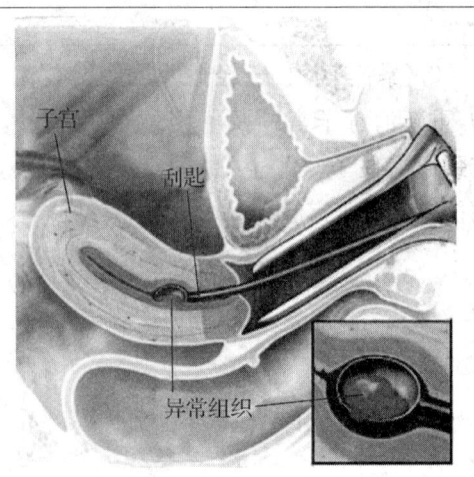 图 23-6

操作流程	图　解
7. 将刮出物放入盛有固定液的标本瓶中送病理检查(图 23-7)。	图 23-7
8. 操作后处理 扶持患者穿衣裤、下床。	
清洗使用的器械,放浸泡桶;更换臀垫;清洗双手。	
整理用物,按废物分类正确处理。	
填写手术记录及病理检查送检单。	

四、注意事项

1. 操作应规范。
2. 用物、污物处理恰当。
3. 诊刮目的不同,选择刮宫的部位和侧重点应不同。

(1) 功能失调性子宫出血者,应将肥厚的内膜全面、彻底刮干净,既可送病理检查明确诊断,又能达到止血的目的。

(2) 闭经怀疑为结核性子宫内膜炎者,应注意刮取两侧子宫角部组织。

(3) 分段诊刮,先用小刮匙刮取子宫颈管内组织,然后再刮取子宫腔组织,将刮取组织分别送检。以确定疾病原发部位是在宫颈或子宫腔。

(4) 因不孕症进行诊刮,应选择月经来临前或月经来潮 12 小时内,以便判断有无排卵。

(5) 子宫异常出血怀疑癌变者,随时可行诊刮,刮宫时应小心轻刮,若刮出物经肉眼检查高度疑为癌组织时,只要刮出部分组织够病理检查即可,不必全面刮宫,以防子宫穿孔、出血或癌组织扩散。若未见明显癌组织,则应全面刮宫,防止漏诊。

4. 能主动与患者交流,态度和蔼,操作认真,观察仔细。

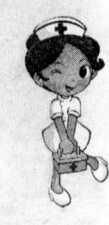
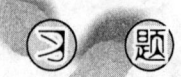

1. 诊断无排卵性功能失调性子宫出血最可靠的方法是　　　　　　　　　　（　　）
   A. 宫颈黏液检查　　　　B. 阴道脱落细胞检查　　C. 诊断性刮宫
   D. 基础体温测定　　　　E. B超检查

2. 有关诊断闭经的辅助措施是　　　　　　　　　　　　　　　　　　　　（　　）
   A. 一般性诊刮术　　　　B. 分段诊刮术　　　　　C. 宫颈活检
   D. 阴道镜检查　　　　　E. 碘试验

3. 确定子宫内膜癌最可靠的依据是　　　　　　　　　　　　　　　　　　（　　）
   A. 病史　　　　　　　　　　　　　　　　　　　　B. 体格检查
   C. 分段诊刮及组织病理检查　　　　　　　　　　　D. 宫腔镜检查
   E. 宫颈活检

（4~5题共用病例）

4. 赵女士,30岁,已婚5年未孕,丈夫精液正常。护士告知患者,查找不孕原因的检查不包括下列哪一项　　　　　　　　　　　　　　　　　　　　　　　　（　　）
   A. 宫颈刮片　　　　　　B. 阴道侧壁涂片　　　　C. 诊刮
   D. 宫颈黏液检查　　　　E. 基础体温测定

5. 上述患者行子宫内膜诊刮检查结果为增生期内膜,则说明该女士　　　　（　　）
   A. 有排卵　　　　　　　B. 无排卵　　　　　　　C. 患子宫内膜结核
   D. 患子宫内膜癌　　　　E. 患输卵管炎

6. 病例分析

　　某妇女55岁,绝经3年多,近日有少量不规则阴道流血,时有增多,并出现腹部坠胀性疼痛,自认为月经再次来潮。

　　（1）作为一名社区工作的护理工作者,你如何对该妇女进行健康教育？

　　（2）若该妇女经妇科检查发现：子宫增大,变软。医生告诉护士应立即行诊断性刮宫术。护士应准备些什么物品？简述分段诊刮的注意事项。

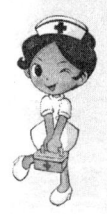

实训二十三 诊断性刮宫术

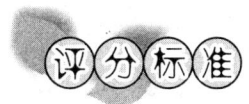

诊断性刮宫术考核评分标准

班级：　　　　　姓名：　　　　　学号：　　　　　得分：

操作顺序	操作要求		标准分	评分等级				实际得分	主要问题
				A	B	C	D		
着装	服装、鞋帽整洁,仪表大方,举止端庄		5	5	3	1	0		
操作前准备	操作者准备及患者准备		5	5	3	1	0		
	物品准备		5	5	3	1	0		
操作流程	1. 常规消毒外阴和阴道,铺无菌巾		5	5	3	1	0		
	2. 双合诊检查,了解子宫及附件的情况		5	5	3	1	0		
	3. 暴露宫颈,轻轻擦除阴道分泌物,重新消毒宫颈及宫颈管		5	5	3	1	0		
	4. 用宫颈钳夹住宫颈下唇,固定宫颈,用探针探查子宫腔		10	10	7	4	0		
	5. 按子宫的屈向,用子宫颈扩张器逐号扩张子宫颈管,直至能进入中号刮匙		10	10	7	4	0		
	6. 将刮匙顺子宫屈向送入子宫底部,从子宫前壁、侧壁、后壁、子宫底部依次刮取组织		10	10	7	4	0		
	7. 将刮出物放入盛有固定液的标本瓶中送病理检查		5	5	3	1	0		
操作后处理	扶持患者穿衣裤、下床		5	5	3	1	0		
	清洗窥阴器、手套;更换臀垫;清洗双手		3	3	2	1	0		
	填写手术记录及病理检查送检单		7	7	4	1	0		
综合评分	熟练程度	动作轻巧、稳当、准确	5	5	3	1	0		
	理论提问	问题回答正确	10	10	7	4	0		
		叙述流畅	5	5	3	1	0		
总分			100						

监考教师：　　　　　　　　　　　　　考核时间：

（储丽琴）

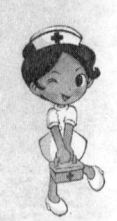

实训二十四 阴道灌洗

实训目标

1. 掌握阴道灌洗前的准备工作、阴道灌洗的操作方法及护理要点。
2. 熟悉阴道灌洗的目的及适应证。

实训内容

一、操作目的

1. 清洁局部,使病人舒适。
2. 抑制病原体生长,恢复阴道内环境,促进局部血液循环,减少分泌物,提高疗效。

二、操作准备

1. **护士准备** 护士着装整洁,戴口罩,洗手。
2. **患者准备** 嘱患者排空膀胱后取膀胱截石位,暴露会阴部,注意保暖。
3. **物品准备** 灌洗筒、橡皮管、灌洗头1套(或使用一次性冲洗袋)、输液架、窥阴器、弯盘、卵圆钳、纱布块、一次性治疗巾、一次性手套、药液等。
4. **环境准备** 光线明亮,调节室温,屏风遮蔽,注意保护患者身体隐私。

三、操作程序

操作流程	图　解
1. 问候与解释　护士向患者作自我介绍,解释操作目的及操作过程,解除患者思想顾虑,取得配合。	
2. 核对与评估　核对患者,核对医嘱。评估患者的病情和对阴道灌洗的认知水平、合作程度。	
3. 准备灌洗液　根据医嘱配置液体 500～1 000 ml,水温 41～43 ℃,将灌洗筒挂在输液架上,高度距床沿 60～70 cm,排去管内空气,适宜后备用(图 24-1)。 注意:灌洗筒与床沿距离不高于 70 cm,以免压力过大;灌洗液温度不能过高或过低,以免引起不适或烫伤。	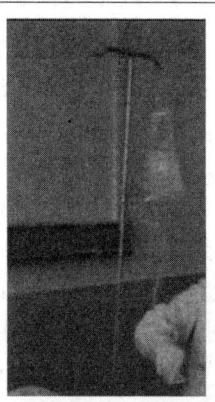 图 24-1
4. 体位安置　患者排空膀胱后,协助其取膀胱截石位,充分暴露会阴部,臀下垫一次性治疗单(图 24-2)。 注意:严格遵守无菌原则,物品不可混用。	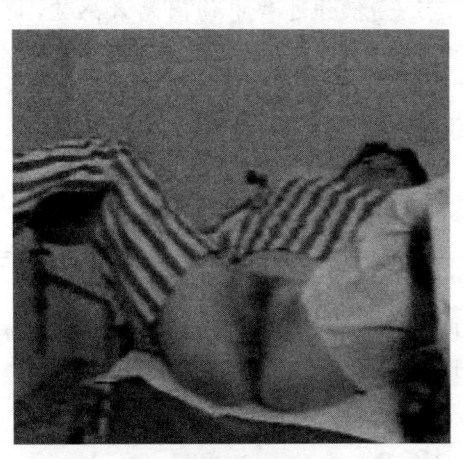 图 24-2

操作流程	图解
5. 阴道灌洗 （1）操作者右手持冲洗头，用小量冲洗液先冲洗外阴部；左手将小阴唇分开，冲洗头沿阴道后壁缓缓插入阴道冲洗（图24-3）。 注意：边冲洗边将冲洗头围绕宫颈上下左右轻轻转动。	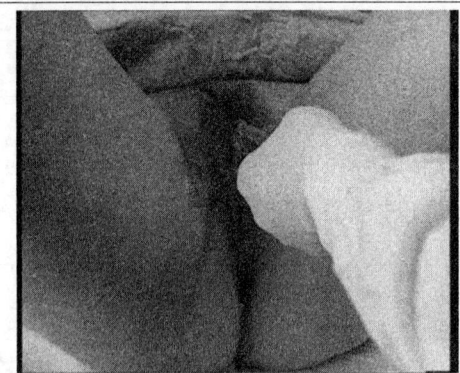 图 24-3
（2）也可先放置窥阴器，操作者左手持窥阴器，右手持冲洗头冲洗外阴、宫颈、阴道穹隆和阴道侧壁（图24-4）。 注意：灌洗动作应轻柔，灌洗头不可插入过深，不可直接对着宫颈，弯头应向上，避免引起局部组织损伤。 （3）当灌洗液剩余100 ml时，拔出冲洗头和窥阴器，再次冲洗外阴部。 注意：月经期、阴道流血、产后、人工流产及宫颈癌患者不宜行阴道灌洗，可常规外阴擦洗或冲洗。	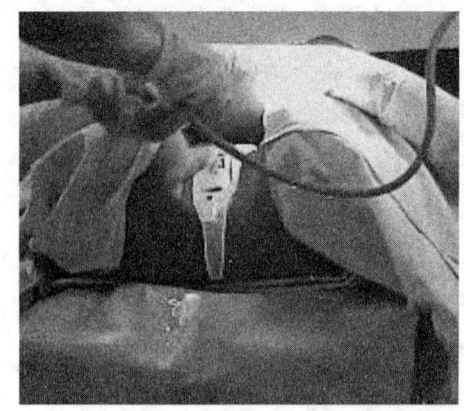 图 24-4
6. 擦干外阴 排除阴道内残留药液，用干纱布擦干外阴部（图24-5）。 注意：操作过程中询问患者感觉，有无不适反应。	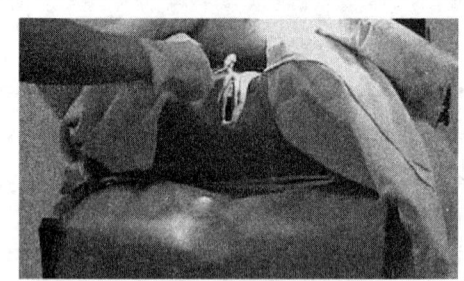 图 24-5
7. 撤去用物，协助患者整理衣裤，整理床单。用物严格消毒按垃圾分类处理，洗手后记录操作情况。	
8. 健康宣教 指导患者遵医嘱治疗。	

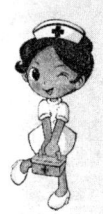

实训二十四 阴道灌洗

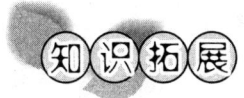

灌洗液的选择

(1) 滴虫性阴道炎：0.5%醋酸、1%乳酸、1∶5 000高锰酸钾溶液。
(2) 外阴阴道假丝酵母菌病：2%～4%碳酸氢钠溶液。
(3) 妇产科术前准备：0.5%聚维酮碘、1∶1 000苯扎溴铵(新洁尔灭)、1∶5 000高锰酸钾溶液。

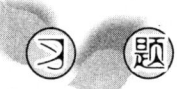

1. 老年性阴道炎阴道灌洗常用的药液是 （　）
   A. 1%乳酸　　　　B. 2%～4%碳酸氢钠　　　C. 生理盐水
   D. 1∶2 000苯扎溴铵　E. 温开水
2. 阴道灌洗液的最佳温度是 （　）
   A. 34～35 ℃　　　B. 36～37 ℃　　　C. 30～40 ℃
   D. 41～42 ℃　　　E. 43～45 ℃
3. 一般情况下可做阴道灌洗的是 （　）
   A. 月经期　　　　B. 排卵期　　　　C. 阴道流血期
   D. 产后　　　　　E. 人流后
4. 关于阴道灌洗错误的是 （　）
   A. 根据病情配置灌洗液　　　　　　B. 月经期不宜阴道灌洗
   C. 灌洗动作轻柔，以免组织损伤　　D. 灌洗筒与床沿高度70 cm
   E. 灌洗压力越大，清洗越干净
5. 阴道灌洗时灌洗筒距床边的高度是 （　）
   A. 40～50 cm　　B. 50～60 cm　　C. 60～70 cm
   D. 70～80 cm　　E. 30～40 cm

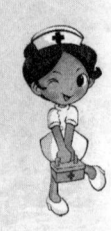

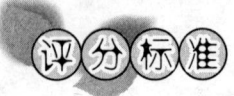

阴道灌洗评分标准

班级：　　　　　　姓名：　　　　　　学号：　　　　　　得分：

操作项目		考评要求	分值	评分等级				得分	存在问题
				A	B	C	D		
素质要求		着装整洁、态度和蔼、举止大方、有效沟通	5	5	4	3	2～0		
评估、核对		核对患者姓名、医嘱，评估患者一般情况，有无阴道出血	5	5	4	3	2～0		
准　备		护士洗手、戴口罩；患者排空膀胱；环境清洁温暖，光线充足，遮挡患者	6	6	4	3	2～0		
		用物备齐、摆放有序	4	4	3	2	1～0		
操作程序	准备灌洗液	灌洗液配制正确；灌洗筒高度适宜	15	15	12	9	6～0		
	体位安置	膀胱截石位，暴露充分，一人一垫，臀下放便盆	10	10	8	6	4～0		
	灌洗	方法、顺序正确，操作熟练	15	15	12	9	6～0		
	擦干外阴	动作轻柔、熟练，协助指导患者	10	10	8	6	4～0		
操作后处理		协助患者整理衣物、床单位；整理用物；洗手、记录	10	10	8	6	4～0		
健康宣教		指导患者注意事项	5	5	4	3	2～0		
综合评价		关爱患者、方法正确、无菌观念强	10	10	8	6	4～0		
提问		能回答相关问题	5	5	4	3	2～0		
总分			100						

监考教师：　　　　　　　　　　　　考核时间：

（王　侠）

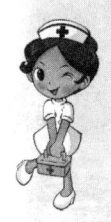

实训二十五　阴道宫颈上药

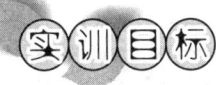

1. 掌握阴道或宫颈上药前的准备、方法及其护理。
2. 熟悉阴道或宫颈上药的目的及其适应证。

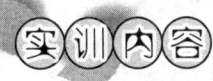

一、操作目的

治疗各种阴道炎和急、慢性子宫颈炎及术后阴道残端炎症。

二、操作准备

1. 护士准备　护士着装整洁,戴口罩,洗手。
2. 患者准备　嘱患者排空膀胱后取膀胱截石位,暴露会阴部,注意保暖。
3. 物品准备　阴道窥器、长镊子、消毒干棉球、药品。根据药物性质与上药方法的不同可备一次性手套、消毒长棉签、带尾线棉球、喷雾器等。
4. 环境准备　光线明亮,调节室温,用屏风或床帘遮蔽,注意保护患者身体隐私。

三、操作程序

操作流程	图　解
1. 问候与解释　护士向患者作自我介绍,简介上药的操作目的及注意事项,解除患者思想顾虑,取得配合。	
2. 核对与评估　核对患者,核对医嘱。评估患者的病情和对阴道或宫颈上药的认知水平、合作程度等。	
3. 体位安置　患者排空膀胱后,协助其取膀胱截石位,充分暴露会阴部,臀下垫一次性治疗单(图25-1)。 注意:垫单一人一换,以防交叉感染。	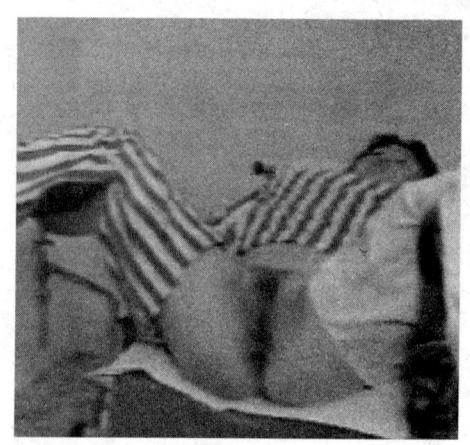 图 25-1
4. 阴道灌洗或擦洗　放置窥阴器暴露阴道和宫颈,上药前先进行阴道灌洗或擦洗(图25-2)。 注意:月经期、阴道流血者不宜上药;灌洗或擦洗结束,用消毒干棉球或棉签拭净分泌物及冲洗液。	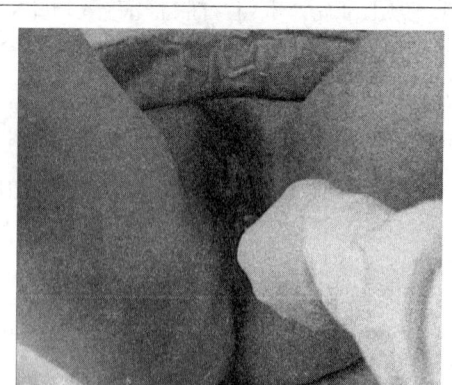 图 25-2

操作流程	图 解
5. 阴道或宫颈上药　根据所用药物的不同剂型，可采用以下方法进行阴道或宫颈的上药。 （1）纳入法（阴道后穹隆塞药）：操作者用长镊子或卵圆钳夹持药片后直接放入后穹隆或紧贴宫颈；可教会患者自行放置，方法为临睡前洗净双手或戴一次性手套，分开大小阴唇，右手示指将药物推至阴道后壁直至示指完全伸入为止(图25-3)。 注意：适用于栓剂、片剂或丸剂药物；一般应在临睡前上药，避免药物脱落，影响治疗效果。 （2）子宫颈棉球上药：操作者用长镊子或卵圆钳夹持带尾线的大棉球蘸上药液或药粉置于子宫颈部，线尾留于阴道口外，用胶布将尾线固定于阴阜侧上方(图25-4)。 注意：嘱患者12～24小时后牵引尾线取出棉球，阴道内不可遗留物品。 （3）喷雾法：操作者用喷雾器将药物均匀喷在炎症组织表面(图25-5)。 注意：适用于粉剂药物。 （4）涂抹法：操作者用消毒长棉签蘸取药物涂在阴道壁或宫颈上(图25-6)。 注意：使用腐蚀性药物时，注意保护阴道壁和宫颈的正常组织。上药时，可将纱布或干棉球垫在患处周围，以免药物灼伤正常组织。	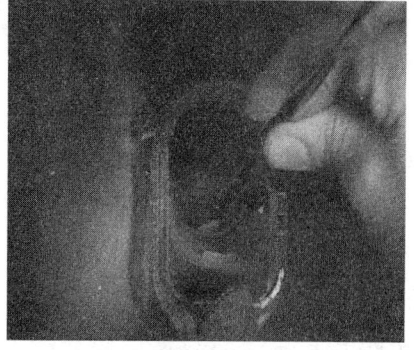 图25-3 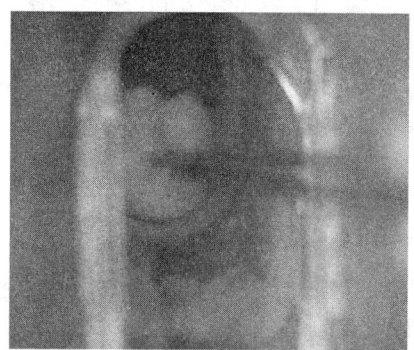 图25-4 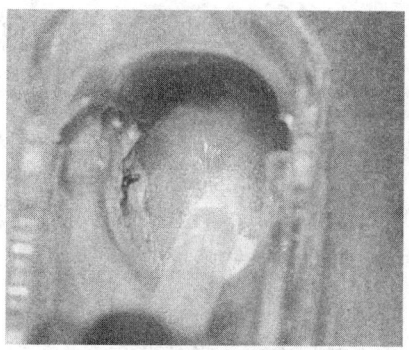 图25-5 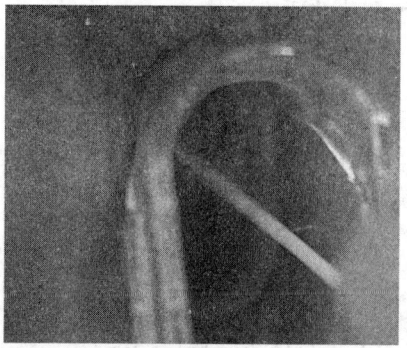 图25-6

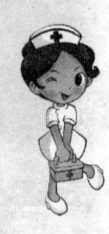

操作流程	图　解
6. 操作后处理 （1）取出阴道窥器，协助患者整理衣物。 （2）整理用物，洗手、记录：撤去一次性中单，用物严格消毒，垃圾分类处理，洗手后记录操作情况。	
7. 健康宣教　指导患者用药期间应避免性生活。	

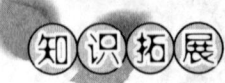

阴道或宫颈上药常用药物有：

(1) 滴虫性阴道炎：甲硝唑等。

(2) 阴道假丝酵母菌病：制霉菌素、克霉唑、咪康唑等。

(3) 老年性阴道炎：甲硝唑、诺氟沙星、己底酚等。

(4) 细菌性阴道病：甲硝唑、克林霉素、氯霉素等。

(5) 宫颈糜烂：面积小、浸润浅的可局部用药，如硝酸银溶液、消糜栓等。

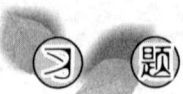

1. 有关阴道和宫颈上药说法不正确的是　　　　　　　　　　　　　　　　　（　　）

　　A. 适用于阴道炎　　　　　　　　　　　B. 月经期坚持继续上药

　　C. 适用于宫颈炎　　　　　　　　　　　D. 上药期间禁止性生活

　　E. 适用于阴道残端炎的治疗

2. 宫颈上药的适应证是　　　　　　　　　　　　　　　　　　　　　　　　（　　）

　　A. 慢性宫颈炎　　　　　　　　　　　　B. 宫颈息肉

　　C. 宫颈活组织检查后　　　　　　　　　D. 人工流产术前准备

　　E. 引产术前

3. 阴道、宫颈上药方法不正确的是　　　　　　　　　　　　　　　　　　　（　　）

　　A. 药膏可涂于带线棉球上塞入阴道紧贴宫颈

　　B. 栓剂可教会患者自己在家上药

　　C. 药液可直接喷洒在宫颈上

　　D. 片剂可用长镊子夹住直接放入后穹隆

E. 未婚女性上药禁用阴道窥器,可用长棉签涂抹

4. 有关阴道和宫颈上药错误的是 （　　）

　A. 适用于阴道炎　　　　　　　　B. 孕期需要持续上药

　C. 经期停止上药　　　　　　　　D. 上药期间禁止性生活

　E. 上药前应先行阴道灌洗

5. 下列治疗不正确的是 （　　）

　A. 滴虫性阴道炎选择甲硝唑　　　B. 阴道假丝酵母菌病选择制霉菌素

　C. 老年性阴道炎可用雌激素　　　D. 宫颈糜烂可用硝酸银溶液

　E. 细菌性阴道病选择酮康唑

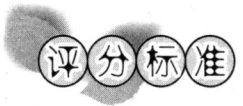

阴道宫颈上药评分标准

班级：　　　　姓名：　　　　学号：　　　　得分：

操作项目		考评要求	分值	评分等级 A	评分等级 B	评分等级 C	评分等级 D	得分	存在问题
素质要求		着装整洁、态度和蔼、举止大方、有效沟通	5	5	4	3	2～0		
评估、核对		核对患者姓名、医嘱,评估患者一般情况	5	5	4	3	2～0		
准　备		护士洗手、戴口罩;患者排空膀胱;环境清洁温暖,光线充足,遮挡患者	6	6	4	3	2～0		
		用物备齐、摆放有序	4	4	3	2	1～0		
操作程序	体位安置	取膀胱截石位,暴露充分,一人一垫	10	10	8	6	4～0		
	阴道灌/擦洗	放置窥阴器熟练,宫颈、阴道暴露充分,拭净阴道、宫颈分泌物和药液	10	10	8	6	4～0		
	上药	药物放置到位,方法适宜,动作协调	20	20	15	10	5～0		
	取窥阴器	动作娴熟,药片或带尾棉球未脱出	10	10	8	6	4～0		
操作后处理		协助患者整理衣物、床单位;整理用物;洗手、记录	10	10	8	6	4～0		
健康宣教		指导患者注意事项	5	5	4	3	2～0		
综合评价		关爱患者、方法正确、无菌观念强、无物品遗留	10	10	8	6	4～0		
提问		能回答相关问题	5	5	4	3	2～0		
总分			100						

监考教师：　　　　　　　　考核时间：

（王　侠）

实训二十六 宫内节育器放置术

实训目标

1. 掌握放置宫内节育器操作的具体方法。
2. 熟悉放置宫内节育器所需设备,了解放置宫内节育器的目的。
3. 能对患者进行相关知识的教育。

实训内容

一、操作目的

利用宫内节育器改变宫腔内环境,导致子宫内膜表面发生无菌性炎症,阻碍受精卵着床,达到避孕的目的。本节以金属单环为例。

二、操作准备

1. 护士准备　术者穿清洁工作服,戴口罩、帽子和消毒手套。
2. 患者准备　①月经干净3~7天;②受术者排空膀胱,取截石位,暴露外阴。
3. 物品准备　弯盘1个、阴道扩张器1个、宫颈钳1把、子宫探针1个、宫颈扩张条(4~6号)各一根、放环器1个、节育器1个、长止血钳1把、孔巾1块、长棉签2只、干棉球数个、2.5%碘酊、75%乙醇、无菌手套1副。
4. 环境准备　病室安静、整洁,温、湿度适宜。

三、操作程序

操作流程	图　解
1. 受术者取膀胱截石位常规消毒外阴,铺消毒巾或孔单(图26-1)。	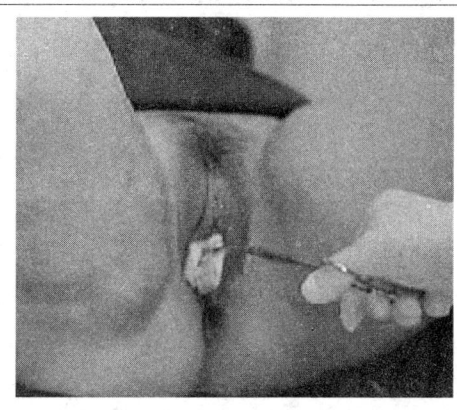 图 26-1
2. 双合诊检查子宫位置大小(图26-2)。 3. 充分暴露宫颈,擦净阴道内积液,用2.5%碘酊及75%乙醇先后消毒宫颈及穹隆部(图26-3)。	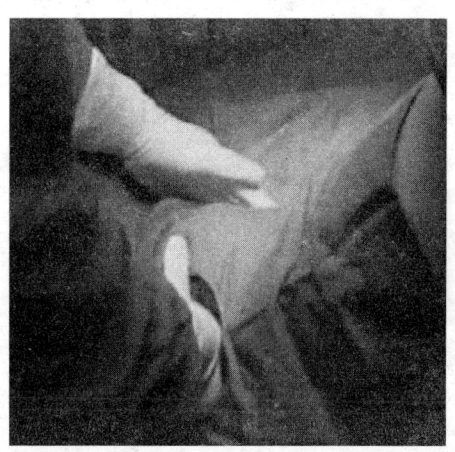 图 26-2 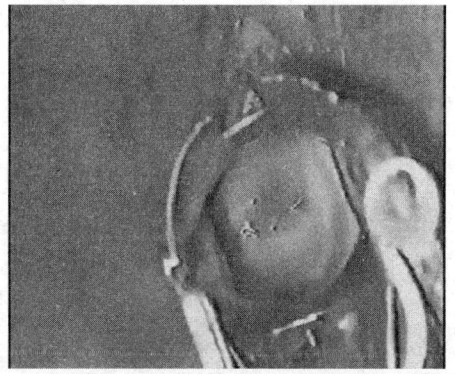 图 26-3

操作流程	图　解
4. 用宫颈钳夹住宫颈前唇,轻轻向下牵引,使子宫保持较水平的中间位置(图 26-4)。	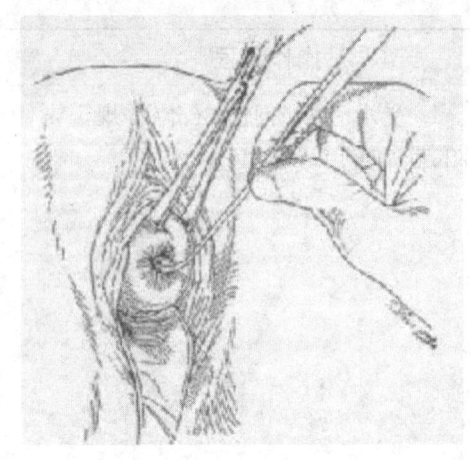 图 26-4
5. 用子宫探针循子宫倾曲方向测宫腔深度(图 26-5)。	子宫探针 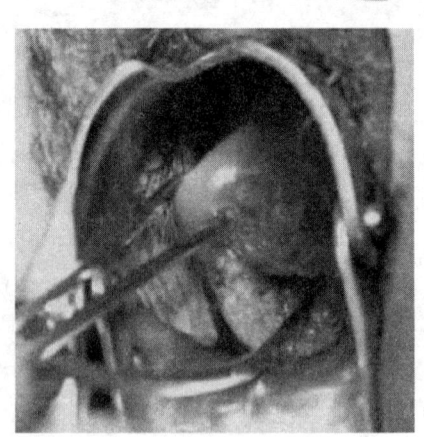 图 26-5

操作流程	图　解
6. 根据子宫颈口的大小松紧和节育器的种类选择大小合适的节育器。 　　注意：对子宫颈口较紧者，应扩张宫颈口，不可勉强放入，以免损伤和出血。	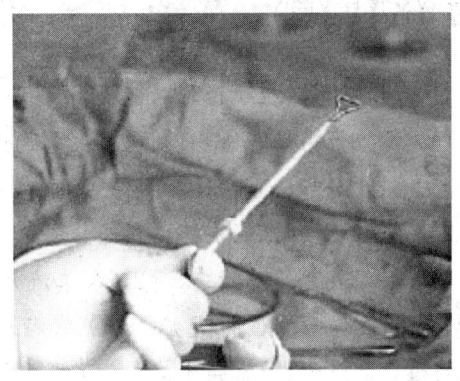 图 26-6
7. 用放环器将节育器推送入宫腔，其上缘必须抵达宫底部（图 26-7）。 　　注意：(1) 严格执行无菌操作，进入宫腔的器械和节育器不能触碰阴道壁。(2) 节育器应放置于宫腔底部。若术中感觉位置不正，应取出重放。(3) 患者观察一般情况出现心动过缓、血压下降、出汗、头晕、胸闷等症状，立即肌注或静滴 0.5 mg 阿托品。	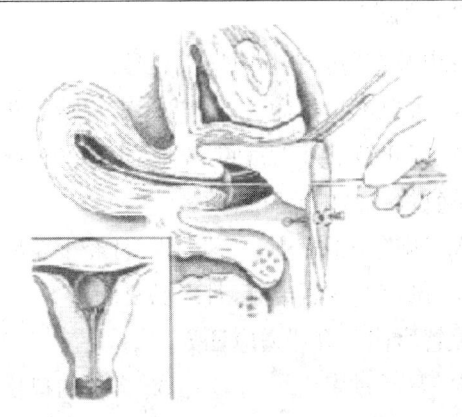 图 26-7
8. 观察无出血即可取下宫颈钳，擦净阴道分泌物，去掉窥阴器，术毕。 　　注意：嘱患者术后休息 3 日，1 周内避免重体力劳动，术后 2 周内禁止盆浴和性交。一般在术后 3 个月内每次月经期或排便时注意有无节育器脱落。	
9. 填写手术记录。	

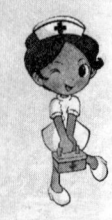

知识拓展

1. 宫内节育器应选择何时放置?

（1）月经干净后3～7日。（2）人工流产术后即刻且宫腔深度<10 cm者。（3）正常分娩后42天且子宫恢复正常者。（4）剖宫产后6个月。（5）哺乳期闭经排除早期妊娠。

2. 宫内节育器放置有哪些禁忌证?

（1）妊娠或妊娠可疑者。（2）人工流产、分娩或剖宫产后有妊娠组织残留或感染可能者。（3）生殖器官慢性炎症。（4）宫颈过松、重度陈旧性子宫颈裂伤或子宫脱垂者。（5）生殖器官肿瘤、子宫畸形者。（6）严重的慢性全身性疾病患者。

习题

1. 宫内节育器的避孕原理主要是 ( )
   A. 抑制卵巢排卵　　B. 影响精子获能　　C. 阻止精子与卵子相遇
   D. 阻止精子进入宫腔　　E. 干扰受精卵着床

2. 不宜放置宫内节育器的是 ( )
   A. 阴道炎治疗中　　B. 月经干净后3～7天　　C. 哺乳期已排除早孕
   D. 剖宫产术后半年，月经已复潮　　E. 人工流产术后

3. 放置宫内节育器适应证为 ( )
   A. 月经过多　　B. 宫颈内口松弛　　C. 子宫脱垂
   D. 剖宫产后半年　　E. 生殖道炎症

4. 不是宫内节育器放置禁忌证的是 ( )
   A. 月经稀发　　B. 生殖道急、慢性炎症　　C. 生殖器官肿瘤
   D. 宫颈内口松弛　　E. 子宫畸形

5. 关于宫内节育器放置方法错误的是 ( )
   A. 放置前排空膀胱　　B. 常规消毒铺巾　　C. 检查子宫大小、位置、附件情况
   D. 术后一月内禁止性生活及盆浴　　E. 术后定期随访

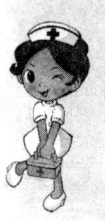

实训二十六　宫内节育器放置术

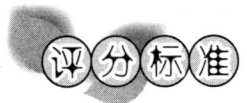

宫内节育器放置考核评分标准

班级：　　　　姓名：　　　　学号：　　　　得分：

操作项目		考评要求	分值	评分等级				得分	存在问题
				A	B	C	D		
素质要求		着装整洁、规范	3	3	2	1	0		
		行为大方、得体、敬人	4	4	3	2	1～0		
		语言规范,态度温和	3	3	2	1	0		
准备		患者排空膀胱,取膀胱截石位	5	5	4	3	2～0		
		病室安静、整洁、温湿度适宜	2	2	1	0	0		
		护士修剪指甲、洗手、戴口罩	4	4	3	2	1～0		
		用物备齐、摆放合理,检查手术包的有效灭菌日期	4	4	3	2	1～0		
操作程序	核对解释	核对患者,告知患者操作目的	5	5	4	3	2～0		
	放置节育器	充分暴露宫颈,擦净阴道内积液,铺消毒巾或孔单	5	5	4	3	2～0		
		宫颈钳夹持宫颈前唇向下牵引,用子宫探针循子宫倾曲方向探测宫腔深度	15	15	10	5	0		
		根据宫颈口的松紧和节育器的种类决定是否扩张宫颈	15	15	10	5	0		
		用放环器将节育器推送入宫腔,其上缘必须抵达宫底部	15	15	10	5	0		
操作后处理		协助患者到休息室休息30～60分钟,交代注意事项	3	3	2	1	0		
		整理用物	4	4	3	2	1～0		
		护士洗手,记录,签名	3	3	2	1	0		
综合评价		操作熟练、规范,尊重患者,无菌观念强	5	5	4	3	2～0		
提问		能回答相关问题	5	5	4	3	2～0		
总分			100						

监考教师：　　　　　　　　　　考核时间：

（刘静璞　盛夕曼）

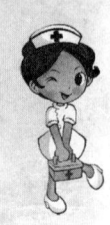

实训二十七 宫内节育器取出术

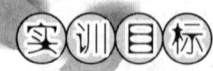

1. 掌握宫内节育器取出术操作的具体方法。
2. 熟悉宫内节育器取出术所需设备,了解取出宫内节育器的目的。
3. 能对患者进行相关知识的教育。

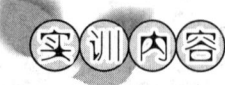

一、操作目的

1. 因宫内节育器放置副反应治疗无效或出现并发症者。
2. 改用其他避孕措施或绝育者。
3. 带器妊娠者。
4. 计划再生育者。
5. 放置期限已满需更换者。
6. 绝经 2 年以上者。

二、操作准备

1. 护士准备
(1) 常规妇科检查,了解已放置的节育器是何种类型。
(2) 术者穿清洁工作服,戴口罩、帽子和消毒手套。
2. 患者准备 常规检查后,受术者排空膀胱,取截石位。
3. 物品准备 弯盘 1 个、阴道扩张器 1 个、宫颈钳 1 把、子宫探针 1 个、宫颈扩张器 4~6 号各一根、取环器 1 个、长止血钳 1 把、孔巾 1 块、长棉签 2 只、干棉球数个、2.5% 碘酊、75% 乙醇、无菌手套 1 副。
4. 环境准备 病室安静、整洁,温、湿度适宜。

三、操作程序

操作流程	图　解
1. 受术者取膀胱截石位常规消毒铺巾(图 27-1)。 2. 双合诊检查子宫位置大小(图 27-2)。	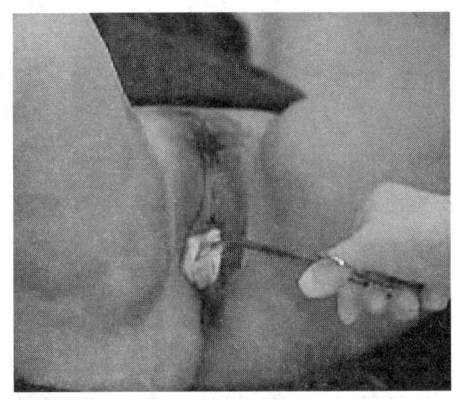 图 27-1 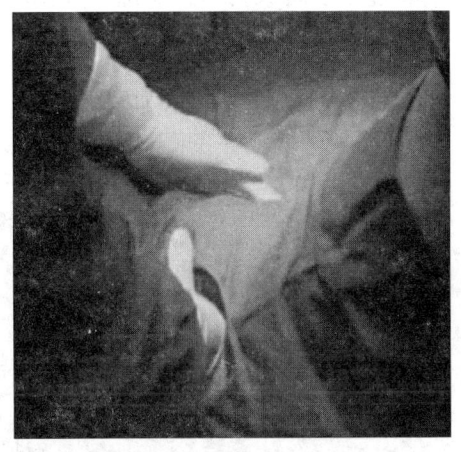 图 27-2
3. 充分暴露宫颈,擦净阴道内积液,用 2.5%碘酊及 75%乙醇先后消毒宫颈及穹隆部(图 27-3)。	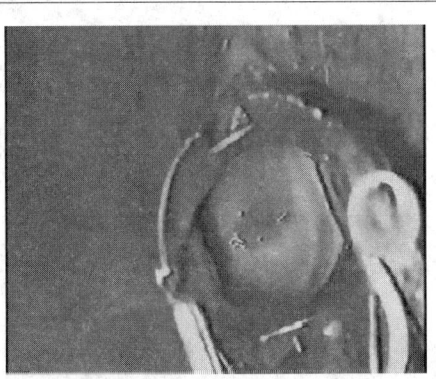 图 27-3

操作流程	图　解
4. 用宫颈钳夹住宫颈前唇,轻轻向下牵引,使子宫保持较水平的中间位置(图 27-4)。	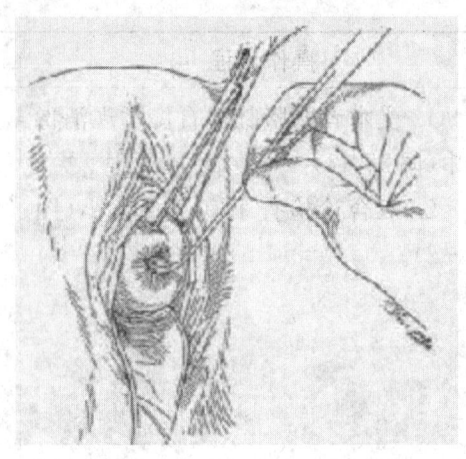 图 27-4
5. 用子宫探针循子宫倾曲方向测宫腔深度、方向及节育器位置(图 27-5)。 注意:严格执行无菌操作,进入宫腔的器械不能触碰阴道壁。	子宫探针 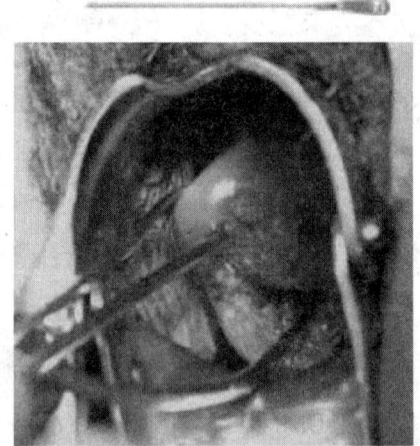 图 27-5

实训二十七 宫内节育器取出术

操作流程	图 解
6. 取出节育器 （1）带有尾丝的节育器可用长止血钳夹住尾丝轻轻将节育器牵出，如尾丝断落，可改用取环钩勾出。（2）不带尾丝的节育器，可用取环钩顺子宫方向，将钩顶端放入宫腔底部，触及节育环后，勾住环下缘轻轻向外牵拉，取出节育器。若环丝断裂或钩取困难，而确定无节育器异位者，可将宫颈口扩大，用细长弯止血钳将节育器夹住取出（图27-6）。 注意：对子宫颈口较紧者，应扩张宫颈口，不可勉强放入，以免损伤和出血。	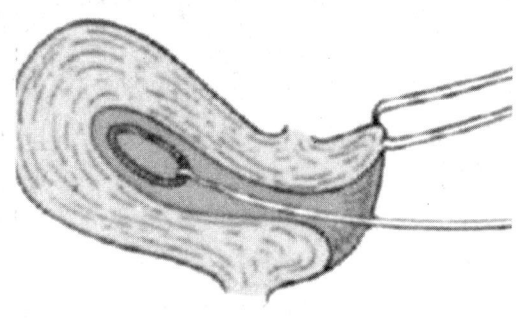 图 27-6
7. 填写手术记录。	

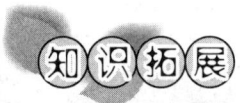

宫内节育器取出的时机：

（1）常规以月经干净3～7天取出。

（2）因带器副反应和并发症经处理无效者，可随时取出。

（3）带器妊娠者，可行人工流产同时取出；中期引产或足月分娩者，应注意节育器是否在分娩时排出，未排出者，可在分娩后取出后子宫复旧后再取。

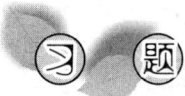

1. 宫内节育器取器适应证，错误的是　　　　　　　　　　　　　　　　　　　　（　）
   A. 带器妊娠者　　　　　　　　　　　B. 计划再生育者
   C. 因副反应治疗无效或出现并发症者　　D. 放置期限已满要求更换者
   E. 绝经2年者

2. 女，48岁。放置宫内节育器10年，近6个月出现不规则阴道流血。妇科检查：宫颈光滑，宫体正常大，表面光滑，附件区未触及包块。宫颈细胞学检查无异常，对症治疗无明显改善。首选的治疗措施是　　　　　　　　　　　　　　　　　　　　　　　（　）

  A. 止血药治疗   B. 抗生素治疗   C. 取出宫内节育器＋分段诊刮

  D. 取出宫内节育器   E. 人工周期治疗

3. 宫内节育器并发症不包括 （   ）

  A. 感染   B. 出血   C. 子宫穿孔   D. 腰酸   E. 闭经

4. 下列情况首选取出宫内节育器的是 （   ）

  A. 绝经半年者   B. 带器妊娠   C. 节育器无移位者

  D. 阴道炎   E. 轻微下腹坠胀

实训二十七 宫内节育器取出术

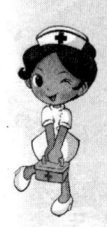

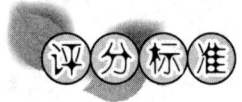

宫内节育器取出术考核评分标准

班级：　　　　姓名：　　　　学号：　　　　得分：

操作项目	考评要求	分值	评分等级 A	B	C	D	得分	存在问题
素质要求	着装整洁、规范	3	3	2	1	0		
	行为大方、得体、敬人	4	4	3	2	1～0		
	语言规范，态度温和	3	3	2	1	0		
准备	患者排空膀胱，取膀胱截石位	5	5	4	3	2～0		
	病室安静、整洁、温湿度适宜	2	2	1	0	0		
	护士修剪指甲、洗手、戴口罩	4	4	3	2	1～0		
	用物备齐、摆放合理，检查手术包的有效灭菌日期	4	4	3	2	1～0		
操作程序	核对解释：核对患者，告知患者操作目的	5	5	4	3	2～0		
	取出节育器：充分暴露宫颈，擦净阴道内积液，铺消毒巾或孔单	5	5	4	3	2～0		
	宫颈钳夹持宫颈前唇向下牵引，用子宫探针循子宫倾曲方向探测宫腔深度	15	15	10	5	0		
	根据宫颈口的松紧和节育器的种类决定是否扩张宫颈	15	15	10	5	0		
	用取环器将节育器取出	15	15	10	5	0		
操作后处理	协助患者到休息室休息30～60分钟，交代注意事项	3	3	2	1	0		
	整理用物	4	4	3	2	1～0		
	护士洗手，记录，签名	3	3	2	1	0		
综合评价	操作熟练、规范，尊重患者，无菌观念强	5	5	4	3	2～0		
提问	能回答相关问题	5	5	4	3	2～0		
总分		100						

监考教师：　　　　　　　　　考核时间：

（刘静璞　盛夕曼）

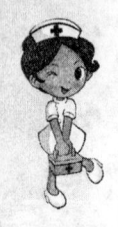

实训二十八 负压吸宫术

实训目标

1. 掌握负压吸宫术操作的具体方法。
2. 熟悉负压吸宫术所需设备,了解负压吸宫术目的。
3. 能对患者进行相关知识的教育。

实训内容

一、操作目的

负压吸宫术是利用负压通过吸管将妊娠物吸出子宫腔的手术,该手术是避孕失败的补救措施之一,适用于妊娠10周内患者。

二、操作准备

1. 护士准备

(1)常规检查评估患者宫颈情况,看是否存在宫颈过紧或过松以及宫颈炎症等。

(2)术者穿清洁工作服,戴口罩、帽子和消毒手套。

2. 患者准备　常规检查后,受术者排空膀胱,取截石位。

3. 物品准备　人工流产吸引器1台、弯盘1个、阴道扩张器1个、宫颈钳1把、子宫探针1个、宫颈扩张器4~10号各一根,吸管5~8号各1根,小头卵圆钳1把,小刮匙1个,连接胶管1根,注射器1具,无菌手套1副。其他的有关药品,如缩宫素、麦角新碱、阿托品、肾上腺素、强心药及高渗葡萄糖、氧气等。

4. 环境准备　病室安静、整洁,温、湿度适宜。

三、操作程序

操作流程	图 解
1. 排尿后取膀胱截石位,清洁、消毒外阴,铺巾(图28-1)。	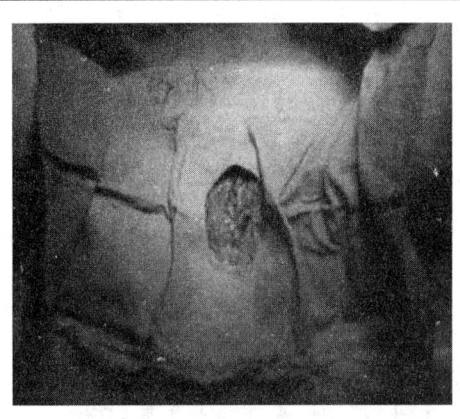 图 28-1
2. 戴无菌手套,铺消毒巾,按手术步骤把所需器械排列整齐(图28-2)。	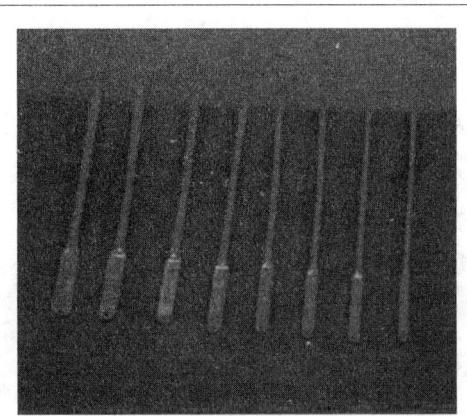 图 28-2
3. 双合诊核实子宫大小、位置及两侧附件情况(图28-3)。	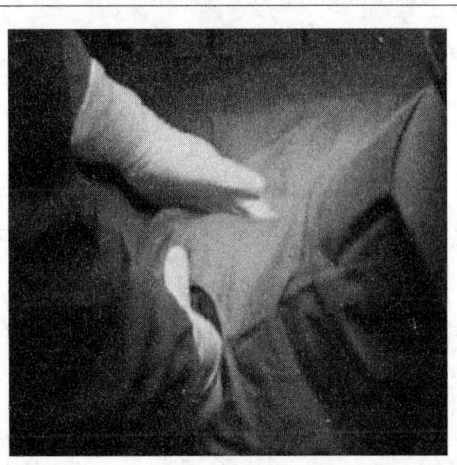 图 28-3

操作流程	图 解
4. 窥阴器充分暴露宫颈,消毒阴道、宫颈、颈管(图28-4)。	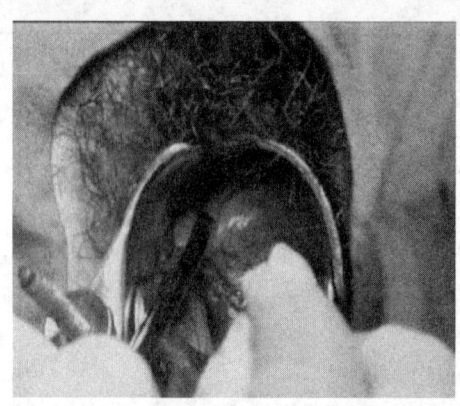 图 28-4
5. 用宫颈钳夹住宫颈前唇,用子宫探针循子宫倾曲方向测宫腔深度(图28-5、图28-6)。 注意:(1)严格执行无菌操作,进入宫腔的器械不能触碰阴道壁。(2)探针进入宫腔遇有阻力,勿用暴力,以免方向不对造成子宫穿孔。任何器械每次进腔时都应轻柔,以免损伤。	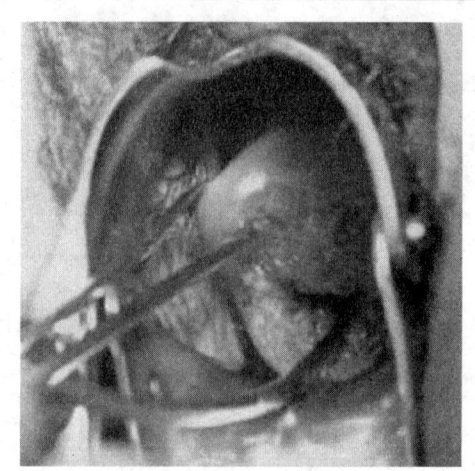 图 28-5 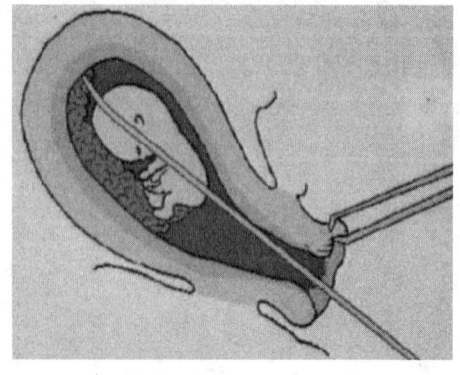 图 28-6

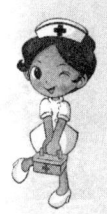

实训二十八 负压吸宫术

操作流程	图　解
6. 顺号扩张宫颈至比吸管大 1 号（图 28-7）。 注意：以执笔式手法持宫颈扩张条按子宫屈向扩张，顶端超过宫颈内口，自 4 号起逐步扩张至大于所用吸管半个或一个号。	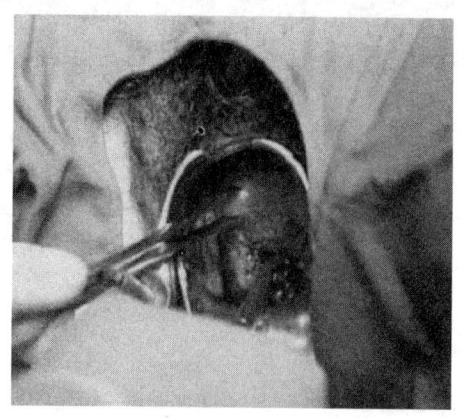 图 28-7
7. 吸管进宫腔，开动吸引器使负压升至 54～66 kPa 时，动吸管吸取胚胎组织，直至感到宫腔缩小束紧感，宫壁变得粗糙（图 28-8）。 注意：(1) 如用电吸引器做人工流产术，在吸引术前要检查机器功能正常，肯定是负压吸力，方可应用。(2) 吸引时负压最高不能超过 66 kPa(500 mmHg)，以后随宫腔内组织减少而降低负压。(3) 吸宫时动作要轻巧，尤以宫角处及宫底部更要注意，以防漏吸及残留。	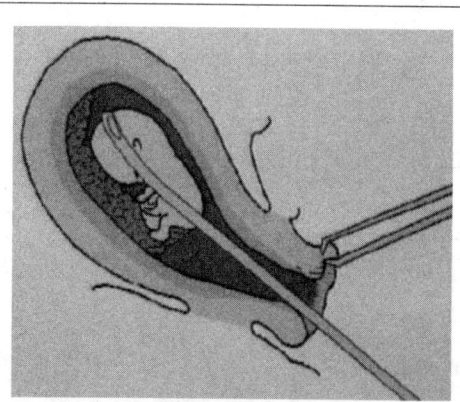 图 28-8
8. 关闭负压，取出吸管（图 28-9）。	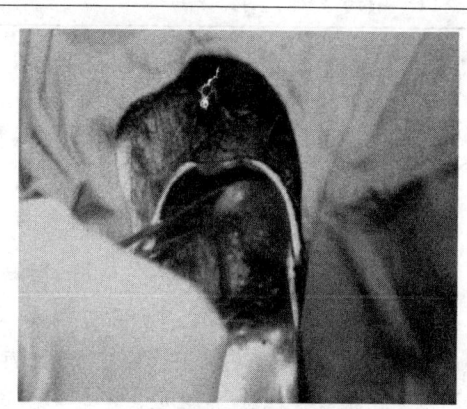 图 28-9

操作流程	图 解
9. 用刮匙检查宫腔四壁,探针再次探测宫腔深度(图28-10)。	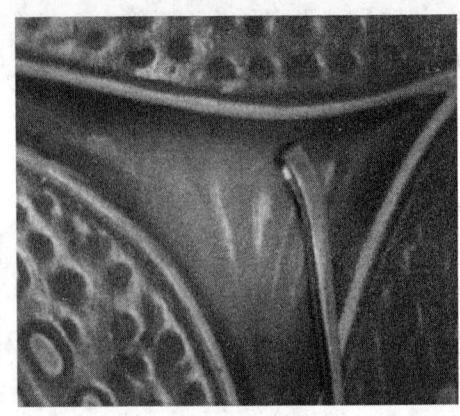 图 28-10
10. 取下宫颈钳,见宫颈内无活动性出血,消毒溶液消毒宫颈,术毕检查吸出物有无绒毛(图28-11)。	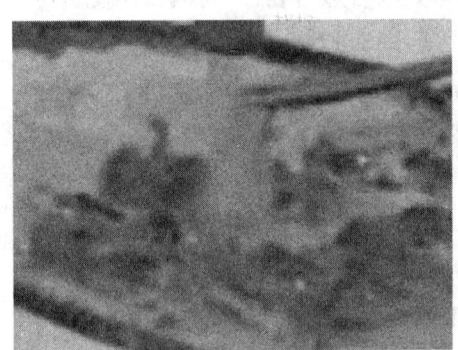 图 28-11
11. 填写手术记录。	

知识拓展

1. 负压吸宫术术后护理有哪些注意事项?

(1) 术后在观察室休息1~2小时,注意阴道流血等情况,无异常可以返家。

(2) 术后休息两周,1个月内禁止盆浴及性生活,以防生殖器官感染。

(3) 嘱咐受术者,必须注意外阴清洁,每天用消毒液清洗,用消毒会阴垫。

2. 负压吸宫术有哪些并发症?

(1) 术中出血。

(2) 子宫穿孔。

(3) 人工流产综合反应:指受术者在人工流产术中或手术结束时出现心动过缓、心律失常、血压下降、面色苍白、出汗、头晕、胸闷,甚至发生昏厥和抽搐。其发生主要由于宫颈和子宫遭受机械性刺激引起迷走神经兴奋所致,并与孕妇精神紧张、不能耐受宫颈扩张、牵拉或过高的负压有关。因此,术前应予精神安慰,操作力求轻柔,扩张宫颈不可施用暴力,吸宫时掌握适当负压,吸净后勿反复吸刮宫壁。术前宫颈管内放置利多卡因可能预防其发生。一旦出现心率减慢,静脉注射阿托品0.5～1 mg,效果满意。

(4) 吸空与漏吸。

(5) 吸宫不全。

(6) 感染。

(7) 羊水栓塞。

3. 负压吸宫术禁忌证有哪些?

(1) 各种疾病的急性期或严重的全身性疾患,需待治疗好转后住院手术。

(2) 生殖器官急性炎症。

(3) 妊娠剧吐酸中毒尚未纠正。

(4) 术前8小时内两次体温不低于37.5 ℃。

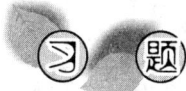

1. 人工流产吸宫术适用于　　　　　　　　　　　　　　　　　　　　　　( )
   A. 妊娠11周　　　　　B. 急性生殖道炎症　　　C. 各种慢性疾病的急性期
   D. 手术当天体温两次超过37.5 ℃　　　　　　　E. 妊娠剧吐

2. 人工流产负压吸宫术适用于妊娠时间最多不超过　　　　　　　　　　　( )
   A. 妊娠6周　　B. 妊娠8周　　C. 妊娠10周　　D. 妊娠12周　　E. 妊娠14周

3. 妊娠60天时终止妊娠,最常用的方法是　　　　　　　　　　　　　　　( )
   A. 钳刮术　　　　　　B. 负压吸宫术　　　　　C. 静脉滴注催产素
   D. 利凡诺羊膜腔内注射　　　　　　　　　　　E. 药物流产

4. 27岁已婚妇女,停经8周,下腹阵发性剧痛4小时伴阴道较多量流血。检查宫口开大2 cm。本例最恰当的处置是　　　　　　　　　　　　　　　　　　　　　　( )
   A. 给予止血药物　　　B. 肌注黄体酮　　　　　C. 肌注麦角新碱
   D. 静滴缩宫素　　　　E. 吸宫术

5. 人工流产术的术中并发症不包括　　　　　　　　　　　　　　　　　　( )
   A. 子宫穿孔　　　　　B. 宫腔粘连　　　　　　C. 出血
   D. 人工流产综合征　　E. 羊水栓塞

6. 负压吸引术行人流术时负压一般选择　　　　　　　　　　　　　　　　( )
   A. 100～200mmHg　　B. 200～300mmHg　　C. 300～400mmHg
   D. 400～500mmHg　　E. 500～600mmHg

7. 人工流产综合反应的主要发生原因是 （ ）
   A. 较长时间仰卧截石位 B. 精神过度紧张 C. 疼痛刺激
   D. 吸宫后负压过大 E. 迷走神经兴奋

（8~9题共用题干）

24岁妇女，因妊娠8周行负压吸宫人工流产术，术中出现血压下降、心率过慢、面色苍白、出汗、胸闷。

8. 最可能的诊断是 （ ）
   A. 子宫穿孔 B. 腹腔内出血 C. 吸宫不全
   D. 羊水栓塞 E. 人工流产综合征

9. 正确处置应是 （ ）
   A. 立即输液输血 B. 肌注肾上腺素 C. 静脉注射阿托品
   D. 静脉滴注间羟胺 E. 终止手术，待病情好转再进行

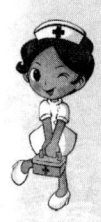

实训二十八 负压吸宫术

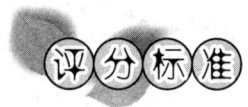

负压吸宫术考核评分标准

班级：　　　　姓名：　　　　学号：　　　　得分：

操作项目		考评要求	分值	评分等级				得分	存在问题
				A	B	C	D		
素质要求		着装整洁、规范	3	3	2	1	0		
		行为大方、得体、敬人	4	4	3	2	1～0		
		语言规范,态度温和	3	3	2	1	0		
准备		患者排空膀胱,取膀胱截石位,常规消毒外阴、阴道	5	5	4	3	2～0		
		病室安静、整洁、温湿度适宜	2	2	1	0	0		
		护士修剪指甲、洗手、戴口罩	4	4	3	2	1～0		
		用物备齐、摆放合理,检查吸宫负压装置	4	4	3	2	1～0		
操作程序	核对解释	核对患者,告知患者操作目的	5	5	4	3	2～0		
	负压吸引妊娠物	窥阴器暴露宫颈,消毒阴道、宫颈、宫颈管	5	5	4	3	2～0		
		腹部以2.5%碘酒、75%乙醇常规消毒,铺洞巾	5	5	4	3	2～0		
		宫颈钳夹持宫颈前唇向下牵引,子宫探针循子宫倾曲方向探测宫腔深度	5	5	4	3	2～0		
		顺号扩张宫颈至比吸管大1号	5	5	4	3	2～0		
		吸管进宫腔,开动吸引器,吸取胚胎组织	10	10	8	6	4～0		
		关闭负压,取出吸管,复测宫腔深度	10	10	8	6	4～0		
		取下宫颈钳,见宫颈内无活动性出血,消毒宫颈	10	10	8	6	4～0		
操作后处理		协助患者到休息室休息1～2小时,交代注意事项	3	3	2	1	0		
		整理用物	4	4	3	2	1～0		
		护士洗手,记录,签名	3	3	2	1	0		
综合评价		操作熟练、规范,尊重患者,无菌观念强	5	5	4	3	2～0		
提问		能回答相关问题	5	5	4	3	2～0		
总分			100						

监考教师：　　　　　　　　　　考核时间：

（刘静璞　盛夕曼）

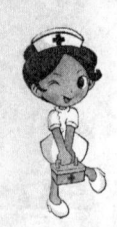

实训二十九 中孕引产

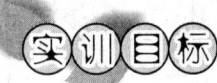

1. 掌握中孕引产操作的具体方法。
2. 熟悉中孕引产所需设备,了解中孕引产目的。
3. 能对患者进行相关知识的教育。

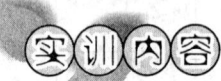

一、操作目的

目前常用的中孕引产方法为乳酸依沙吖啶(利凡诺)引产。利凡诺是乳酸依沙吖啶的衍生物,对多种革兰阳性及阴性细菌具有很强杀灭作用。也能刺激子宫平滑肌兴奋、内源性前列腺素升高导致宫缩,胎儿因药物中毒死亡。中期妊娠多是将利凡诺注入羊膜腔内引产。

二、操作准备

1. 护士准备
(1)常规检查评估患者情况。
(2)术者穿清洁工作服,戴口罩、帽子和消毒手套。
2. 患者准备　常规检查后,受术者排空膀胱,护送至手术室或产房,取仰卧位,暴露腹部。
3. 物品准备　0.5%~1%的依沙吖啶溶液、腰椎穿刺针头、20 ml注射器、针头、无齿小镊、洞巾、纱布块、2.5%碘酒、75%乙醇、无菌手套、胶布。
4. 环境准备　病室安静、整洁,温、湿度适宜。

三、操作程序

操作流程	图　解
1. 抽好药液(图 29-1)。	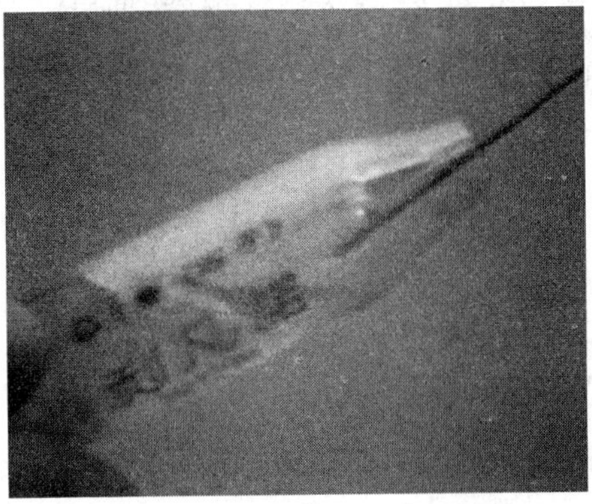 图 29-1
2. 选定穿刺点,必要时可在 B 超下定位(图 29-2)。	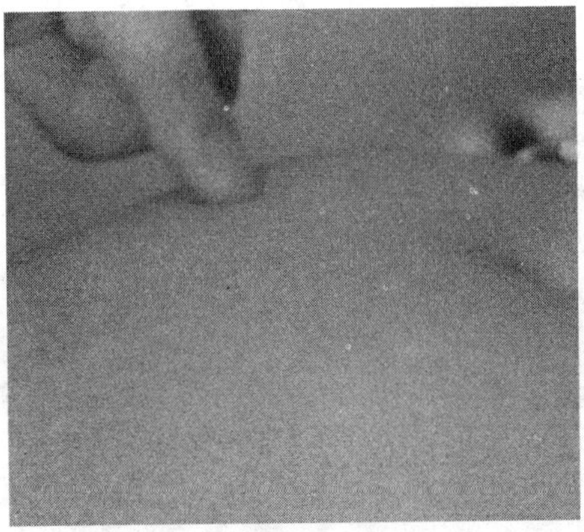 图 29-2
3. 腹部常规消毒,铺洞巾(图 29-3)。	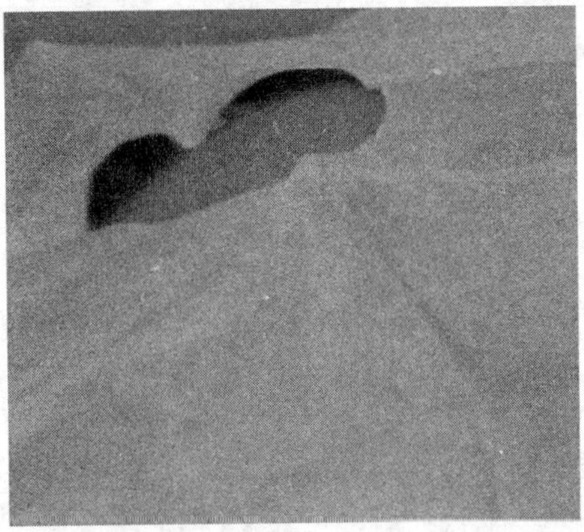 图 29-3

操作流程	图　解
4. 用腰椎穿刺针在腹部定位点垂直刺入腹壁,当有落空感时即进入羊膜腔内,抽出针芯,接上空注射器,抽出羊水确证在羊膜腔内,缓慢注入药液(图29-4、图29-5)。	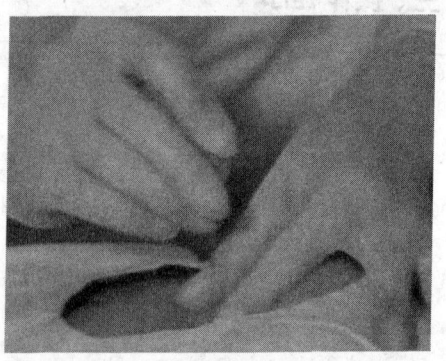 图 29-4 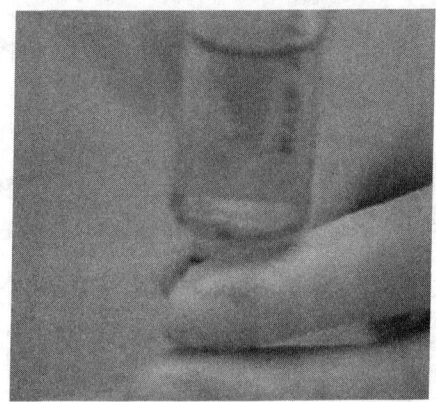 图 29-5
5. 注射完毕插入针芯,快速拔出针头。穿刺处覆盖无菌纱布,压迫片刻,胶布固定片刻(图29-6)。	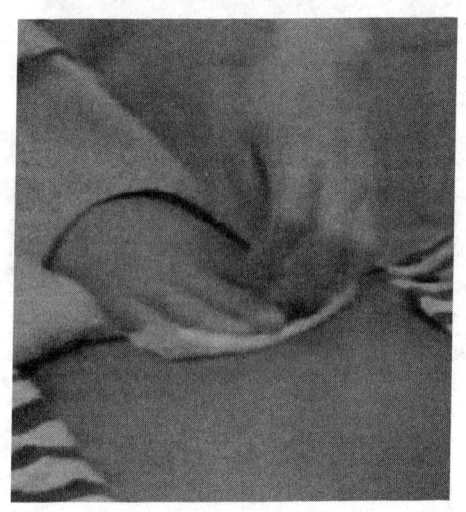 图 29-6
6. 填写手术记录。	

实训二十九 中孕引产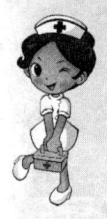

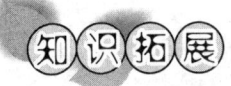

依沙吖啶引产术后并发症有哪些？应如何防治？

(1) 全身反应：偶有在 24~48 小时内体温升高者，可在短时间内恢复。

(2) 产后出血：大约 80% 的病人有出血，但一般不超过 100 ml，否则要清宫。

(3) 胎盘胎膜残留疑有胎盘、胎膜残留者，可行清宫术。防止出血及感染。目前多主张胎盘排出后即行清宫术。

(4) 感染发生率较低，一旦发现感染征象，应立即处理。

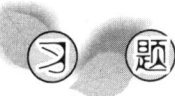

1. 关于乳酸依沙吖啶引产术注意事项，不恰当的是 （　　）

   A. 严格无菌操作，掌握药物剂量

   B. 术前应作各项化验，排除药物过敏史

   C. 药物吸收 24 小时，体温可达 38℃ 左右，一般不需处理

   D. 胎儿及胎盘一般在 24~48 小时排出

   E. 引产后 72 小时无宫缩，不能重复注入药物，应改用其他方法引产

2. 乳酸依沙吖啶引产术错误的是 （　　）

   A. 妊娠 14~24 周终止

   B. 一般药物剂量控制在 50~100 mg

   C. 术前要做肝、肾功能检查

   D. 胎盘一般在 24~48 小时排出

   E. 引产后 24 小时仍无宫缩，可再注入一次。

3. 某女，28 岁，妊娠 24 周，欲行羊膜腔依沙吖啶引产术，哪项护理措施不妥？ （　　）

   A. 讲解手术经过，减轻焦虑

   B. 术前排空膀胱

   C. 准备无菌操作包

   D. 术后观察宫缩及产程进展

   E. 术后如体温达到 38 ℃ 需立即物理降温

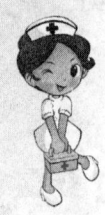

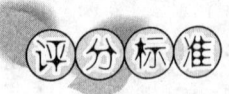

乳酸依沙吖啶(利凡诺)引产考核评分标准

班级：　　　　　姓名：　　　　　学号：　　　　　得分：

操作项目		考评要求	分值	评分等级 A	B	C	D	得分	存在问题
素质要求		着装整洁、规范	3	3	2	1	0		
		行为大方、得体、敬人	4	4	3	2	1~0		
		语言规范,态度温和	3	3	2	1	0		
准备		患者常规体检、排空膀胱	5	5	4	3	2~0		
		病室安静、整洁、温湿度适宜	2	2	1	0	0		
		护士修剪指甲、洗手、戴口罩	4	4	3	2	1~0		
		用物备齐、摆放合理,检查手术包的有效灭菌日期	4	4	3	2	1~0		
操作程序	核对解释	核对患者,告知患者操作目的	5	5	4	3	2~0		
	穿刺及药物注射	选定穿刺点,必要时可在B超下定位	10	10	8	6	4~0		
		腹部以2.5%碘酒、75%乙醇常规消毒,铺洞巾	10	10	8	6	4~0		
		用腰椎穿刺针在腹部定位点垂直刺入腹壁,抽出针芯缓慢注入药液	15	15	10	5	0		
		注射完毕插入针芯,快速拔出针头。穿刺处覆盖无菌纱布,压迫片刻,胶布固定片刻	15	15	10	5	0		
操作后处理		严密观察患者术后宫缩及产程进展情况,交代注意事项	3	3	2	1	0		
		整理用物	4	4	3	2	1~0		
		护士洗手,记录,签名	3	3	2	1	0		
综合评价		操作熟练、规范,尊重患者,无菌观念强	5	5	4	3	2~0		
提问		能回答相关问题	5	5	4	3	2~0		
总分			100						

　　　　　监考教师：　　　　　　　　　考核时间：

(刘静璞　盛夕曼)